JN007697

捕獲具開発と
驚くべきネズミの習性

山﨑 收一
Shuichi Yamasaki

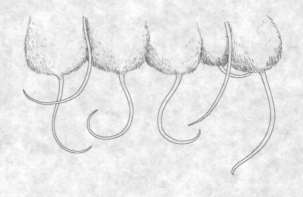

幻冬舎MC

捕獲具開発と驚くべきネズミの習性

目次

第1部
捕獲具開発

1章　はじめに

　捕獲具を使ってネズミを捕獲しようとする場合、仕掛けに対してネズミがどのような行動をとるかを知ることはとても重要である。例えば昔から使用されている捕獲具に、つるしてある餌に触れるとバネの力で入り口が閉じる仕掛けのものがあるが、仕掛けの構造はシンプルこの上ない。そして、ネズミ捕りと言えばこの仕掛けしか思い浮かばないほど古くから使われてきた。この仕掛けは、とても強力なバネで入口が一瞬にして閉じるので、俊敏なネズミはもちろん、その他の生き物を捕らえる仕掛けとしても申し分ない。しかし、閉じる際にとても大きな音がする。この大きい音がする事が問題なのである。

　性悪なネズミが1匹だけの場合はこれで十分だが、仲間が近くにいた場合には学習されてしまうため、同じ場所でこの仕掛けは二度と使えない。その周辺にいた沢山のネズミたちが大きな音を耳にし、仲間が捕らえられる光景を目にすることになるからである。沢山のネズミが棲みついているのなら、たとえ運よく1匹捕獲できたとしても、この道具だけでネズミを退治することは不可能だと言うことだ。

　アライグマのような外来生物の場合も、駆除しなければならないと法律で定められているのだが、集団で行動しているなら、同じ理由でバネを用いて駆除するには限界がある。捕獲具の危険性が近くにいた多くの個体に認知され、結果として捕獲できない個体が一気に増えてしまうからだ。捕獲対象が集団で行動していて、そのほとんどを捕獲し駆除しなければならない場合には、バネを使った仕掛けは全く役立たずの道具と言って良い。

　ネズミと一口に言っても人と関わりの多い家ネズミと呼ばれるネズミは3種類いる。農村でネズミと言えばハツカネズミのことを指し、小さいのでかわいい生き物として見られることが多く、勿論この大きな籠を使うこともない。ミッキーマウスも

ハッカネズミを元に作られたキャラクターで、かわいい生き物
の象徴として考えているため、外国ではあえて殺す目的で捕獲
しようとしない。ついでに付け加えておくと、ミッキーマウス
が白くないのだから野生のハッカネズミも白くない。白いと思
われているのは実験用に飼育されている生体が白いためである。
　そして、残る2種類はかわいくない方。ふいに足元を横切ら
れた時に思わず声をあげてしまいたくなるほど大きいドブネズ
ミとクマネズミだ。この2種類のネズミが問題なのである。こ
いつらを身近な場所で見かけ腹立たしい思いをした場合に、こ
の大きな籠を使う。
　しかし、この古くからある仕掛けを用いてネズミを捕獲する
場合、ドブネズミは捕獲できるがクマネズミはほとんど捕獲で
きないことが分かっている。神戸市の港湾局が定期的に行って
いる捕獲調査では捕獲率に大きな差が有り、手元にある平成18
年のデータではドブネズミ52頭1.8％、クマネズミ1頭0.1％で
ある。捕獲場所が主に港の倉庫なのでクマネズミにとって暮ら
しにくい環境かもしれないが、捕獲数が0ではないので、いる
のだが捕獲しにくいということだ。
　クマネズミは英名roof ratで、名の通り屋根裏に住む大きい
ネズミのことである。寝静まったころに頭の上で走り回ってい
るのだから気になって仕方がない。高いところに登るのが得意
で、電線を渡って移動することができる。実際、侵入経路が分
からない場合に電線を引き込む軒先を調べてみて見つかったこ
とがある。それほど身軽であり、まさに鼠小僧と言える、俊敏
で神出鬼没なネズミの方がクマネズミだ。
　今、クマネズミは都市部で勢力を拡大している。いわゆるネ
ズミ取りのカゴが売れなくなったのも、人口が集中する都市部
でクマネズミが増加したことが原因と考えられる。目障りなネ
ズミを捕獲することができないのなら、大きな籠は商品として

失格だ。そのことが徐々に分かってきたのだから、売れなくなるのも当たり前だろう。しかし、見た目ではほとんど区別できない2種類のネズミが身近な所に住んでいて、ドブネズミは捕獲できるがクマネズミは捕獲しにくいのは何故だろう。これは大きな謎である。クマネズミとドブネズミでは餌の取り方、あるいは仕掛けに対する行動に相違があると考えられるが、この謎が不明なまま放置されているのだから、ネズミの習性に関して、人間がいかに無関心であるかが分かる。

この2種の捕獲具に対する行動の違いが解明されて、容易に捕獲具の改良がなされ、クマネズミを捕獲することができる安価な捕獲具が手に入るのであれば、日々クマネズミに悩まされている人たちにとって、こんな有難いことはない。

身近な生き物を思い浮かべてみても、そのほとんどが捕獲可能なのに、何故クマネズミは捕獲具で捕まえにくいのだろう。捕獲具に入ったクマネズミの様子をネット上に配信された動画で見たことがある。中々仕掛けの餌を触ろうとしないので、入り口が閉じることはなかった。餌の入った籠をクマネズミが見つけた時に、奴らはいったいどのような思いで捕獲具を見つめ、どのような行動をとろうとするのだろう。

ヨーロッパでは過去にペストが蔓延し、人がバタバタと死んでいったことがある。特に1346年に発生したペストでは、当時のヨーロッパの人口の3分の1が死亡し、人々を恐怖に陥れたと歴史書にある。当時、ペストの媒介者であるネズミを駆除することは最重要課題であり、世界中の人々が人智をつくし駆除方法の開発に取り組んだはずである。国内にペストコントロール協会なる組織があって、その名前の由来になっているくらいに、歴史的に見ても人類にとってとても脅威となる災害が過去にネズミによってもたらされたのだ。

衛生面で不潔な環境に生息するドブネズミがペスト菌を運ん

でいるように思われがちだが、実際はネズミに寄生する蚤がペスト菌を運ぶ真犯人なので、きれい好きなクマネズミも媒介者としての資格が十分ある。優れた捕獲具が現在まで多く残っていないので、捕獲具の開発に関してヨーロッパを中心とする多くの研究者が途中で開発をあきらめ匙を投げたと思われる。

　日本でも、明治になって多くの外国船が入国するようになり、ペスト菌を持ったネズミが船によって海外から侵入することの危険性が指摘されるようになった。当時の政府はそのことを重く受け止め、国策として入国船の防疫を行い、合わせて捕獲具の開発を奨励した。船を一定期間沖合に待機させ、ネズミが生息していないかを調査をした後、もしネズミがいた場合駆除が完了するまで船を入国させない措置を取ったのである。ネズミの捕獲具に関する特許と実用新案の出願数の推移を調べてみると、その多くがこの時期に集中している。研究機関を含め民間にも捕獲具の開発を奨励したのだろう。当時の様子が分かって、実に興味深い。

　しかし、多くの人が知恵を絞って仕掛けのアイデアを出し合ったのだが、有効な物はほとんど残っていない。試作して試してみたが、ほとんどの仕掛けがネズミたちに一蹴されたのだろう。捕獲具の良し悪しを判定するには捕獲率が重要視されるが、どんなに優れたアイデアであっても相手にすらされない仕掛けでは判定のしようがない。

　そこで私は、その多くの人たちが成し得なかったクマネズミの捕獲具を一から作ろうと思い立った訳である。ネズミの介在が疑われている狂牛病も鳥インフルエンザも、もしクマネズミがその病の蔓延に大きな役割を果たしていると判明した場合に駆除の手立てがないようでは話にならない。

　さらに、東南アジアでは数百万人分の食料がネズミによって失われていると聞く。今までに多くの被害を与えてきた、ある

いは今後も新たに被害を与えるかもしれないネズミを退治する道具として捕獲具があるが、何故その開発が今日に至るまで放置されていたのかが分からない。過去の多くの研究者たちが成し得なかったことなのだから、相当手強いに違いない。当時の私は、クマネズミを捕獲することがどれほど困難なのか全く分かっていなかったが、取り組む課題として不足はないと感じた。

　多くの研究者が挑戦したであろう捕獲具の開発は金属の材料と加工技術が格段に進歩した現在、様々な発想を元に試作することが可能になっている。開発初期に一度、通過センサーと電磁石を用いてネズミを捕獲したことがある。日本橋で通過センサーを購入してプラスチックの容器に仕掛けを内蔵して全て手作りで作ってみた。プラスチック素材の表面と曲面はネズミによって齧られることはないだろうと考えてプラスチックの容器を用いた。そして、ネズミが仕掛けに対してどのように反応するのかを知りたくて暗視カメラを購入しその様子を撮影した。

　1回目の設置で、翌日にはうまく1匹を捕まえることができた。農家で捕獲したので種類までは分かっていないが、中くらいの大きさでハツカネズミではなかった。撮影された映像には1匹のネズミが仕掛けに対してとても慎重な行動をとる様子が映っていた。捕獲の瞬間には、電磁石が作動するときの小さな金属音にさえ驚き、飛び上がる様子が映っている。初めて作った仕掛けでネズミを捕獲し、映像として残すことができた私は、いきなりうまくいったことから夢中になった。ドツボにはまるきっかけとなる成功例である。

　今ではこのような機器を使うことによって、簡単にネズミの行動を調べることができるのだが、進んで行動を観察しようとする人が少ない。もちろん、仕掛けに対するネズミの行動を観察するのだから、仕掛けが必要になってくる。仕掛けを試作するためのアイデアと資金が必要になるので誰でもそう簡単に取

り組むことはできない。それをあえてやろうとしたのだ。誰も
やっていないことを面白がってやろうとする物好きはそういな
いだろう。

　この最初の成功から今までおよそ10年間、私は様々な捕獲具
を試作し使用することによって、仕掛けに対するネズミの行動
を観察し続けてきた。豊富な餌の入った怪しげな箱がネズミ
のテリトリーに突然現れた場合、ネズミたちはどのように行動
するのか。多くのネズミがその周りにいた場合、個体間に自由
な競争があって、独占するために競争が起きるのか、それとも、
なわばりを持つ集団が仲良く餌を採ろうとするのか。分らない
ことが多い。そもそも、単独で行動することが多いのか集団で
行動することが多いのか、それすら分かっていなかった。市販
されている捕獲籠はもちろん１匹を捕獲するための物だから、
侵入してきたネズミが１匹で単独行動をしている場合、そいつ
を捕まえればすべてが解決する。しかし、はたしてそんなに簡
単なことだろうか。

　当時参考書として愛読していた昭和49年発行の宇田川竜男著
の『ネズミの話』には、ネズミ全般の話として、生まれて15日
でもう巣を離れて独立の生活になり、親元を去っていくとある。
これを信じるとすると、孤独に耐えて一人たくましく生きよう
とする子ネズミの姿が浮かんでくるのだが、果たしてそうだろ
うか。これが本当のことなのか誰も確かめていない。野生ネズ
ミの行動観察などできないから確かめようがないのである。ネ
ズミＡとネズミＢの区別すらできない。

　インターネットを利用してネズミに関する情報を検索しても、
知りたいことの万分の一も得ることはできなかった。学者、研
究者と呼ばれる人たちが公に認めたこと以外、どんなことであ
れ、信頼される情報としてネット上では扱われないからだ。過
去にこのような研究はなされていなかったということであり、

一部の数少ない捕獲具研究マニアが知り得た情報も、極秘扱いされているのか表に出てこない。一から自分で確認する必要があるということになった。

　次々に浮かんでくる疑問に対して仮説を立てては確認のために捕獲具の改良を行い、設置を繰り返すしかなかった。地図もなく未開の深山に足を踏み入れるようなものだが、誰も成し遂げたことが無いことに取り組んでいるという自負心と、時々ネズミの社会を垣間見る楽しさは私を夢中にさせ続けた。節目毎に開発を大きく前進させる結果が出たこともあって、本業の忙しさを紛らわせることができる程度に、夢中になって空き時間を使い思索にふけった。

　捕獲できなかった場合でも、捕獲具中の金属板に残った足跡からどのような動きをしていたかを知ることができる。失敗は多く手掛かりは少ない。「恐るべしクマネズミ」と何度つぶやいたか分からない。だが、着実に進んでいた。

　いまだに、クマネズミに対する理想的な捕獲具を完成したとは言えない状況だが、奮闘努力の数々を振り返ってみて、後続する一部の捕獲具マニアのためにも、私が十年間で知り得たことを公表する時期がきていると思っている。人類にとってネズミが再び脅威となる日が来るかもしれないので、その時に役立つよう基礎研究をやっていると常々自分に言い聞かせていることもあり、知り得たことを無駄にはしたくないという思いも強い。また、仕掛けに対するネズミの行動観察と言う側面では、その習性に関する面白い観察事例がいくつかあるので、ネズミの生態に興味を持つ一部の研究者の参考になればいいと思っている。

　導入部分としては実にマニアックな切り口ではあるが、読み進めてもらって発想を広げていただけると、童話作家が喜んで題材にしたくなるような観察例がいくつも含まれている。そ

れは、おそらく過去に誰も目にしたことがないネズミの様子で
あって、ネズミに対する認識を一変させるような面白い観察で
ある。

　実際、その観察の後私の想像は一気に膨らみ、メルヘンの世
界に突入したのではないかと思うほどだった。ちょうど、アリ
スがワンダーランドに足を踏み入れた時にネズミさんたちが
話し合っているのを聞いた時のように私は感じた。一人で楽し
むのはもったいないし、埋もれさすには惜しいという思いが強
いので書き残すことにした。観察したことは事実なのだが、思
い込みで書いた部分も多くあるため、読み物として、ファンタ
ジー大好き、生き物大好きの人にお勧めだと思っている。

2章　開発に至った経緯とその目的

　私は昭和52年に大阪にある衛生害虫を駆除する会社に入社し、
しばらくしてネズミ担当になった。本業は白蟻の駆除と防除な
のだが、シロアリ以外の動物にも必要に応じて対応する必要が
あり、ある日上司からネズミをやってみないかと言われてネズ
ミ担当になったのだ。その頃、大阪では既にクマネズミのスー
パーラットが登場していて、当時盛んに使用されていたクマリ
ン系の殺鼠剤は全く効かなくなっていた。仕事で毒餌をまぶし
たヒマワリの種を1カ月間大量に食べさせても効果がなく、結
果として私は定期的に餌を運んでくれる優しい餌やり兄さんに
過ぎないのではないかと思った。それ以来クマネズミに対して
毒餌は使っていない。

　薬剤に対する抵抗性を持ったクマネズミをスーパーラットと
呼ぶが、これは四国松山の繁華街でも出現し始めている。新し
い薬剤が開発されたとしても、その都度さらにパワーアップし
たスーパーラットが出現するのなら薬剤を開発しない方がまし

である。その時は既に登場していた粘着シートを使用した。面白いように捕獲できたのだが、それでも全滅させることはできなかった。

　30年ほど前のある時、駆除の依頼を受けて、5階建ての大きい飲食店で粘着シートを使ってクマネズミを捕獲することになった。粘着シート200枚を用意し地下の厨房から設置を始めた。設置している間にも、あちこちでバタバタ、チュウチュウと言う音が聞こえ、設置し終えるまでに5〜6匹捕獲できて、翌日の早朝には45匹ぐらい捕獲できた。一体何匹のネズミが生息しているのか恐ろしくなるほどの成果である。こんなに沢山のネズミが生息している状況を実感したのは初めてだったので正直驚いたのだが、逆に、こんなに沢山のクマネズミが生息しているのに捕獲具で捕まえられないことの不思議さも実感した。

　ネズミたちは、店が閉まり電気が消えるのを待ちかねて競うように次々と地下の厨房に降りてきているようだった。待ちきれないネズミたちが喧嘩まで始めている様子が鳴き声から感じ取ることができた。ネズミの生息数は食料に制限されるため、かなりの数のネズミたちを養うだけの豊富な食料が地下の厨房に常備されているということになる。ネズミたちにとって天国だ。翌日使うために用意された調理台の上にあるザルの中の洗い米に早速手を出している奴もいる。ネズミに食べられていることが分かっているはずなのに、現場で働く作業員は問題にすらしないようだ。ネズミたちの食べ残しが食材として使われているのだから不衛生極まりない。使う前にもう一度洗えばよいとでも考えているのだろうか。

　昔の話だと思われるかもしれないが、今でもビル街にはクマネズミが多く生息している。職業柄ネズミの匂いには敏感で、数年前に一度名古屋の食堂で、店に入るなりネズミの匂いが充満していることに気がついた。閉口したが他の客は気が付いて

いない様子で、楽しそうに食事に夢中になっている。私はさっさと店を出たかったのだがそうもいかず、落ち着かない気分で周りを気にしながら、揚げ物は大丈夫だろうと名古屋名物のエビフライ定食を食べたことを今でも鮮明に覚えている。

　人々が気付かないだけで、今もクマネズミは健在だ。最初の駆除作業から1週間後、再度粘着シートを設置すると今度は15匹程度捕獲できた。3週目にはそれほど捕獲できず、まだ残っていると思われたが、設置と回収の労力に見合う結果が期待できないと考えてそこで捕獲作業を中止した。案の定数カ月後には元の数に戻ってしまったため、すべてを捕獲できなかったことになり、結果として駆除に失敗したことになる。

　ネズミの数を減らすだけで完全に駆除することができないのであれば、お客様のニーズに応えることはできない。クレームだけが残るケースが多くなった。不衛生極まりない現状を最も良く知っている立場にいるのだが、画期的な駆除方法も現れないため、都市部におけるクマネズミの駆除は進んで引き受けたくない仕事になったわけである。

　私が捕獲困難なクマネズミの捕獲具を開発しようと思い立ったのは、平成16年に在職していた会社の代表取締役に就任した後だった。白蟻に関する仕事が先行き減少するであろうことは十分予想されていたため、ネズミの駆除を生業としている多くの業者、あるいは多くの一般の消費者が渇望しているクマネズミの捕獲具を他に先駆けて提供することができれば、大いに儲けることができるだろうと、浅はかだが、夢のある目的を持って仕掛けのアイデアを練ることから始めた。

　それから10年間かけて捻り出した数々のアイデアは、販売目的で権利化できることを第一に考えていたので、試作して使ってみる度に特許の出願を行った。専売特許の権利を手にするには実用新案ではなく特許の方が重要であって、過去に類似した

出願があれば特許としての権利が認められない。そのため、あまりにも単純な仕掛けでは特許になり得ず、少し複雑な独自のアイデアが必要とされた。今までに私は国内の特許を３つ、アメリカでの特許を１つ取得したが、商品として流通しなければ役に立たない。

　無駄な投資になりかねないので、私個人の道楽か、あるいは趣味の扱いとして、開発にかかる費用は私個人の負担とした。道楽にかける費用としては馬鹿にならない金額になってしまったが、こんなに面白いことを途中でやめる気にはならない。従って、取得した特許は私個人の登録になっている。個人で特許を３つ持っている人はそう多くないだろう。密かな私の自慢であり勲章である。出願した内容は公開されていて、見ようと思えば誰でもその内容を読むことができるのだが、私でさえ読みづらい文章になっている。仕掛けの構造は私の文章と写真で想像してもらうしかない。立体図形が苦手な人は、実物を見せて説明しても使用方法すら理解しにくいらしい。

3章　仕掛けとその効果

　先に述べたように、仕掛けが作動する時に大きな音がするようではたとえ運よく１匹捕獲できたとしても、その後同じ場所でその仕掛けを使うことができない。だから仕掛けの構造を考える上で最も優先すべき課題は、仕掛けが作動する時に音がしないことであった。

　いつどのようにして捕まったのか、捕まったネズミが不思議に思うような、音のしない仕掛けを作ろうと思った。そうしてこれまでにいくつもの音のしない仕掛けを考案して作り、テストの目的で実際に使ってきた訳だが、それらの仕掛けのうち、これから仕掛け作りを始めようとする人たち、あるいは、生き

物を研究する人たちにとって特に興味深いと思われる仕掛けを選んで、面白い観察結果と絡めて詳しく説明する。

1　ネズミに靴を履かせる作戦

　これは、現場でネズミと格闘中に思いついたアイデアである。もちろん沢山のネズミを何とかしたいと思って考えている最中に閃いた。クマネズミの足には人間の手にある指紋のようなヒダヒダがあり、何かをつかんで登る時に有効である。暗視カメラにはその様子が写っていて、ステンレス製の調理台の足を登る際に、ステンレスの板をつかんで一旦停止し、周りの様子をうかがっていた。一気に駆け上ると思っていたので、これも驚きであった。この仕掛けは、そのヒダヒダのついた便利な足に靴を履かせて登れなくしたら面白いだろうという思いつきだけで作ってみた。

　金属の靴を履かせることができたら、天井に穴をあけて餌場に降りてきた場合、巣に戻れなくなったネズミのカチャカチャというタップダンスのような足音が厨房に響き渡るかもしれず、想像するだけで面白いことこの上ない。しかし、そのネズミをどう処理するのかということが問題になる。ネズミは前足を使って餌を確認しながら食事をするそうなので、食事がうまくとれないことと巣に戻れないストレスで死ぬのではないかと想像しつつ、とりあえず作ってみた。

　薄い金属の板を曲げて小さな箱にし、足を突っ込んだ場合に足に食い込んで抜けなくなる構造にした。広さが4㎡ほどの飲食店の厨房の土間に並べて設置し、中央に小さく切った食パンを山盛りにして置いた。私は、捕獲にあたっての餌は食パンと決めている。食パンはネズミの大好物で、出来立てのパンは匂いが強く、厨房に匂いは充満し、その存在はすぐに周囲のネズミに認知されるからだ。ネズミの生息の有無を確認する手法

として食パンを用いるのも、そのためである。テストの結果は、
1つの小さい仕掛けが2mほど離れた場所にころがっていたの
で、1匹が足を突っ込んだということと、それが抜け落ちたと
いうことがわかった。山盛りに置いたパンはそのままである。

　その様子を暗視カメラで撮影したのだが、面白い様子が観察
された。画面には、数匹のネズミが行き来する様子が写ってい
たのだが、画面の奥にいる小さい個体は仕掛けに全く近寄ろ
うとしない。大きい個体が数回様子を窺うように近づいて来る
のだが、すぐに画面からいなくなる。当時は6時間しか録画で
きなかったので、設置後6時間を過ぎた早朝に1匹が仕掛けに
チャレンジしたことになる。

　設置してすぐにネズミが群がってくる様子が映るだろうと予
想していたのだが、そうはならなかった。ネズミたちはパンの
存在をすぐに認知したはずなのに、小さい個体はまったく近
寄ってこない。まるで、大きい個体に遠慮し近寄ることさえで
きないように見える。大きい個体も、仕掛けの近くで立ち止
まって思案する様子もなく、近くまで来て通り過ぎるだけであ
る。パンを認知しているが、警戒心の方が強く何回も断念した
という風に見えた。チャレンジしたのは仕掛けに足を突っ込ん
だ1匹だけであり、おそらく大きい個体であろうと思われるの
だが、決心するのに6時間以上かかった。そして、仕掛けに対
するチャレンジは1回で終わっていたため、2回目以降のチャ
レンジと他のネズミのチャレンジはなかったことになる。

　映像から、いつもの餌場に突然現れた豊富な餌に対するネズ
ミたちの行動が観察された。豊富な餌に対して競合し合うネズ
ミが映っていないので、映像に映っている集団は、よそ者を含
まない、餌場を共有する集団であると考えられる。そして、通
常その集団が共有する餌場に小さい餌が落ちていた場合、いち
早く見つけた者に食べる権利があり、体の大小と強弱は関係な

く、いち早く、口に入れた者の勝ちとなるだろう。普段めった
に落ちていないほどの豊富な餌が餌場に出現した場合、餌場を
共有する集団内の個々の個体がどのように行動するかが観察さ
れた。好奇心の強い子ネズミたちが我先に集まって来ることも
予想していたのだが、そうはならなかった。争う様子が映って
いないので、豊富な餌をめぐっては、無用な争いが起きないよ
うに集団内に決まったルールがあるようである。個々のネズミ
が常にそのルールに従って行動していると考えた場合、豊富な
餌に対する優先権は真っ先に近づいてきた大きい個体にある事
になる。

　映像に映っている個体の数から判断してこの集団は家族集団
である可能性が高い。ネズミが暗視カメラの赤外線を感知して
いる可能性が高いので、警戒させないためにも一晩だけ照明
をつけたままにしていた。暗くして暗視カメラだけにした場合、
物陰から赤外線を反射した２つの目が不意に現れ、じっとカメ
ラの方を見ているのだが、明るくしておくとそのようなことは
なく自然な動きが観察できた。餌の手前に見慣れないものがあ
る場合、クマネズミは警戒心を優先し、不用意に行動しないこ
とがわかる。仕掛けにチャレンジした大きい個体は、この場合、
食べきれないほどのパンを独占するためにチャレンジしたのだ
ろうか？

　後に、捕獲した３頭のクマネズミをしばらく飼ってみて分
かった事だが、１日に１匹が食べる量は平均して６枚切り食パ
ン１枚の５分の１～６分の１に過ぎない。そして、捕獲具を
使って観察した例の中に、１匹では食べきれないであろう豊富
な餌が一晩で食べ尽くされた例があった。

　勇気ある１匹のチャレンジが成功した後で、餌場を共有する
集団が仲良く食べたかもしれないと考えた場合、勇気あるネズ
ミのとった行動、すなわち仕掛けに率先してチャレンジする行

動は、餌を独占するためではなく、集団内である役割を持つ個体が進んでその役割を果たしたからではないか？　この時には思いつかなかった発想であり疑問である。豊富な餌があっても、親のチェックが済むまでは子は不用意な行動をしない。そんなルールが集団内にあるような気がしている。随分飛躍した推測である事は十分承知しているが、たった１つの観察だけで捻り出した推測ではない。集団を維持するためのルールがネズミ社会の中にもあるだろうという考えは、これまでの観察事例をつなぎあわせ、何故だろうと繰り返し自問する間に浮かんできた。

　その根拠となるいくつかの観察事例について詳しく紹介するのも本書の１つの目的なので、一通り読んだ後に振り戻って読み返していただくと理解していただけると思う。中でも、クマネズミ捕獲の実施例１と２についての詳細部分は本書の核心部分であるともいえるので、先に読んでいただいても構わない。私がメルヘンを感じ始めるきっかけとなった観察について詳しく後述している。

　ネズミ社会にはルールがあり、すべてのネズミがそのルールに常に従って行動していると仮定した場合、ある条件下ではネズミたちは判で押したように同じ行動をとるはずである。そのルールの多くは、生きていく上で最も重要な採餌行動に関する取り決めであり、個々のネズミは常にそのルールに従って行動していると今では考えている。

　豊富な餌が入った怪しい箱が餌場に現れた時の家族集団の行動は簡単な実験で確認する事ができるので、研究者の目で是非確認して頂きたい。クマネズミの家族集団と、入口が狭い豊富なパンの入った怪しい金属の箱を１つ用意すれば観察できる。

2　ネズミに靴を履かせる作戦2

　金属の箱は足から抜け落ちることがわかったので、薄いプラ

スチックフィルムに粘着剤を塗布し、脱げない靴下を履かせようとした。成功する前に商品名も浮かんだ。チュウソックスである。下に落ち込むような空間を作り、上に粘着剤を塗布したプラスチックフィルムを置いた。厨房に出入りする穴の前に敷き並べて様子を見た。翌朝点検すると、フィルムが十数枚なくなっていたが、周囲に数枚落ちていたのでしっかりと靴下を履かせることはできなかったことになる。フィルムが充分に薄ければ良かったのだが、粘着剤を塗布する作業がとてつもなく困難である。

　その点検中に面白いことが起こった。テストをさせてもらうことを条件にある食堂で設置していたのだが、粘着シートも併用して設置していた。点検中、突然粘着シートにネズミがかかった音がしたので見に行くと、かかってすぐの状態を観察する事ができた。しっぽは粘着シートからはみだし、体がシートの半分以上もある大きい個体が体を横にしたまま不自然な姿勢で、しっかりとシートに引っ付いている。バランスを崩して体の側面を勢いよくシートにぶつけたようである。よく見るとシートの端に粘着剤を塗布した小さいプラスチックフィルムが貼りついていた。これが原因でバランスを崩したのだろう。

　足にプラスチックフィルムを貼りつけたネズミがまだ、走り回っているかもしれないので、続けてテストを行うつもりで、後の策を練っていたところ、お客様から急にネズミがいなくなったのでもういいと連絡があった。実に歯切れの悪い終わり方だったが、後で思うと、ここにもヒントがあった。粘着シートを併用して捕獲具のテストを行うことが多かったのだが、捕獲具のテストがうまくいかない場合でも、粘着シートに大きい個体が捕獲された場合には、それ以後ネズミが暴れなくなるという事である。

　それ以降、確認のために置いた食パンの小片に喫食がないこ

とで、集団が来なくなったのが確認される。何故だろう？　その時には不思議だとしか思っていなかったのだが、その後いくつもの観察を経て、家族揃って出て行った理由が分かって来た。そのことについて詳しく後述しているので記憶しておいて頂きたい。仕事として粘着シートには子ネズミがかかる場合が多いので、この場合の大きい個体とは、めったに見ることのない、「うわ！　でか！」と思わず声が出るような個体のことである。通常の業務で、捕獲した個体の体重と頭胴長を測定することなどないので、よく分らない表現になってしまって申し訳ない。

3　シーソー板を内蔵した１匹取りの仕掛け

　沢山いるネズミを捕獲具だけで何とかしたいのなら、仕掛けがロックする時に音がしない工夫を考え出すことから始めなければならなかった。音がほとんどしない、少ない力で入口をロックする方法はいくつか浮かんだが、長いしっぽが邪魔になるので入口が完全に閉じるようにする工夫は難しかった。

　そこで私が思いついたのは、ネズミがシーソー板を乗り越えて奥の餌を食べようとした時に、シーソー板が奥に傾斜して狭い入口を塞ぐ物だった。シーソー板をロックさせるための仕掛けとして、捕獲具の両サイドの金属板に穴を開け、内側に倒れ込む金属の小片を備え付けた。その金属の小片には長さの違う２つの爪があって、それぞれが違う高さでシーソー板をロックさせる。つまり、１回目のロックではしっぽが外に出ていても捕獲できて、ネズミが振り返ってしっぽが抜けた後に２回目のロックで完全に出られなくする、長いしっぽが外に出ていても捕獲できるように２段階で入口を閉じる構造だ。充分知恵を絞ったつもりだが特許にはならなかった。

　事情を説明し、許可を取って、大阪府民牧場でテストをした。ハツカネズミとドブネズミは生息しているが、クマネズミはい

ないようだった。

　動物に与えるための餌が入った袋がいくつも積み上げられて
いる場所があって、ハツカネズミが袋をかじるとの事である。
設置した翌日には捕まっているという連絡があった。わずか
な力でシーソー板が回転し仕掛けがロックするので、ハツカネ
ズミのような軽い個体まで捕まえることが出来た。ハツカネズ
ミがシーソー板を乗り越えたことは間違いないので、シーソー
の動きを全く気にしていないことがわかる。大きい箱に小さい
ハツカネズミが1匹。同じ場所で翌日にも捕獲できたことから、
仕掛けがロックする時に音がほとんどしないために危険性が全
く認識されていないことが分かる。

　ハツカネズミの捕獲を目的とした仕掛けではないので、次に、
ドブネズミが出るというウサギ小屋でテストを行った。ネズミ
が捕まったという連絡を受けて見に行くとドブネズミが捕獲さ
れて中で死んでいた。ものすごい腐臭で、持ち返ったあとの箱
の洗浄には閉口した。飼育員がウサギ小屋に入った時に、ド
ブネズミがあわてて捕獲具に入り捕獲できたので、ドブネズミが
ハツカネズミのようにシーソーの動きを気にしないかどうかは
不明である。しかし、長いしっぽがあっても2段階ロックの仕
組みがうまく機能していることが確認できた。つまり、しっぽ
が外に出ていても1回目のロックで外に出られなくなったこと
が確認できた。

　その後、クマネズミが生息する、自宅近くのすし屋で設置し
捕獲を試みた。この時、捕獲できなかったのに中のパンが全て
食べられる事件が起きたのだ。食パン1枚を最も奥の位置に立
てて置いていたのだが、入り口が開いたままで中のパンだけが
きれいになくなっている。パンがあった場所にパンの屑は落ち
ていなかった。まさに事件である。ハツカネズミのようにシー
ソー板を苦にせず、乗り越えて中のパンを食べたのであれば当

然捕獲できるはずである。長いしっぽが外に出ていてもロックできる仕掛けで、ドブネズミは捕獲できているのにクマネズミでは捕獲できていない。仕掛けを分解してみて驚いた。中の金属板の側面に足跡がいくつも残っていたのだ。このことから、クマネズミは足元が急に不安定になる事を極端に嫌うことが分かる。では、シーソー板を傾けないでアクロバットのように足を踏ん張って1枚のパンをきれいに食べたのだろうか？

　食パンは3日もすると乾燥して誘引効果が落ちてくると考えていたので、遅くとも設置して3日後には点検に行っている。この場合、無理な態勢を維持しながら、1匹が3日以内に食パン一枚を食べたのであろうか、それとも、すぐに他のネズミが学習して、交代で食べたのであろうか？

　この点についてはずっと謎のままだったが、最近になって別の可能性が浮上した。別の仕掛けを用いて捕獲を試みた時に観察した事である。餌付けを行っている時に、奥に置いてあった2分の1枚の大きさの食パンが外に持ち出されているのを、たまたま確認することができた。中で食べるより外に持ち出すことができるなら、その方が安心して食べることができるだろう。この場合、シーソー板を傾けずに時間をかけてでも食パン1枚を外に持ち出したと考えるのが最も妥当だと今は考えている。

　いずれにしても、クマネズミの行動には驚かされる。その後もシーソー板の動きを少なくする工夫をいろいろ試してみたがうまくいかなかった。やはりクマネズミはハツカネズミと違って足元が急に不安定になる事を嫌うという事だ。数年後、シーソー板が徐々に不安定になった時に、クマネズミがどこまで不安定な状況に耐えられるのかをテストしてみた。

　また、徐々に足元が不安定になることを慣らすことができないかも試すことにした。側面に調整ネジを取り付けてシーソー板のふらつき具合を自由に変える事ができるようにした。まっ

たくふらつかない、シーソー板を固定した状態ではすぐに餌付けを行うことができた。何匹ものクマネズミが中に入ってパンを食べている。その後、調整ネジを1目盛ずらしてほんの少しふらつく程度でもうまくいったのだが、2目盛ずらすと全く入らなくなった。少しのふらつき具合の変化を感知して、危険だと判断したようだ。

クマネズミは樹上生活を行うため、高所を平気で行動する。枝のようにしなって、徐々に足元が下がることは気にしないが、急に足元が不安定になると落下する恐れがある。体重の重いクマネズミは落下した場合死ぬ可能性が高いので、急に足場が不安定になることを嫌うのだろうと思われる。また、足の裏のヒダヒダは、このような場合にしっかりと体を維持するのに十分その役割を果たしているのだろう。そう考えると、ドブネズミは木に登ることは得意ではないので、足元が急に不安定になるのを気にしないかもしれない。とにかく、このアイデアではクマネズミの捕獲はできないという結論に達した。

4　餌付け機能を備えた1匹取りの仕掛け

まず仕掛けの構造について説明すると、シーソー板を使っている点では前作と同じなのだが、入口から入ったネズミが斜面を登り、水平な金属板を踏んだ時に、その重みで斜面が入口を閉じるように回転するよう工夫を加えた。さらに、長い尻尾が外に出ていても捕獲できるように、二段階で仕掛けがロックするような機能も備えている。そしてこの仕掛けは、中に入って餌を食べても仕掛けがロックしないフリーモードと、中に入ると仕掛けがロックするロックモードの切り替えができるので、餌付けを行ってから捕獲することができる。しかも、仕掛けがロックする時にほとんど音がしないので、捕獲具を集中させて設置すればネズミを集めて一網打尽にできるはずだと考えた。

それまでにもいくつか特許の出願を行っていたが、これは初めて特許を取得できたアイデアである。ドブネズミはもちろん、クマネズミの捕獲にも成功した仕掛けなので、捕獲例の詳細を次に述べる。

A　捕獲例1　ドブネズミの場合

　わが社は松山に支店があったのだが、この時は社員の協力を得て松山の水産市場でテストを行った。海岸近くの広い場所の中央に建物があり、建物内には多くの生け簀が並んでいる。水揚げされた水産物を速やかに加工するための店舗が南側に2列に並んでいて、加工処理が終わった朝方には、戦場の後のように、処理後の水産物の残骸が散らばっていた。

　それを狙ってウミネコが飛来したり野良猫がうろついたりしている。目撃例の聞き取り調査を行い、最もドブネズミの目撃例の多い店舗内の冷蔵庫の下に、ドブネズミの巣があるようだと分かった。ドブネズミであると判断した理由の1つは、クマネズミは草食で生魚は食べず、ドブネズミは雑食だからである。落ちている水産物の残骸が餌になるのであれば、ドブネズミにとってこれ以上素敵な環境はない。店の人の話によると生け簀の中に入って魚を追いかけているネズミを見たとの事だ。泳いでいる魚を捕まえる事が出来るとは思えないので、死んだ魚が浮いているのを見つけて、それを食べた事があるのだろう。その味が忘れられないドブネズミがいてもおかしくはない。

　ドブネズミは配管の中を通って移動するため水中を泳ぐことも平気だが、クマネズミは水を嫌う。便器の中からネズミが顔を出したという話を聞いたことがあるが、これもドブネズミだろう。2009年12月19日、仕掛けを合計25台用意し、目撃例のある場所に分散して設置した。巣がいくつあるのか、個体数がどれほどなのか全く不明なので、捕獲具の設置数が生息数を上

回る数にする必要があった。餌付けを行って全ての個体を捕獲する気でいたからである。設置するスペースを広く取れる場合、1カ所に並べて3～4台設置し、積み上げることができる場所では2段にして設置した。一度餌付けをしておいて、全ての個体を一斉に捕獲するという作戦である。

餌はいつものように食パンを用いた。1枚を40個ほどに切り分け、それぞれの捕獲具の中に20個、入口の前に誘因のために2～3個置いた。12月21日には中のパンを食べている事が確認できたので、設置後2日で餌付けが成功した事になる。シャッターで仕切られた店舗の外でも喫食が認められたので、捕獲具の数を増やして店舗外にも設置し、合計38台を設置した。試作専門の業者に依頼したので全て手作りである。

年末までに、12月21、23、24、26、29日と5回点検を行い、必要に応じてパンの交換と補充を行った。フリーモードに設定していたのに、29日にはかなり大きい個体が巣から最も遠い店舗外で1頭捕獲され、中で死んでいた。ロックモードに切り替えて捕獲する前日に測定するためのはかりを購入するつもりだったので体重は測定できていないが、優に300gは超えていると思われた。設置後3日以内に死んだのだが、体を丸くして座ったまま死んでいた。体毛が毛羽立っていたのが印象的である。鼻の先が出血していたので、少しは出ようとして努力したのだろう。だが途中であきらめ、ストレスによる心労で座ったまま眠るように死んだように見えた。

12月26日には、巣近くの店舗内に設置した7箱すべてのパンの残量が0になっていて、パンを交換した後に面白い事が観察された。なにげなく振り返るとドブネズミが近寄ってきていたのだ。写真を撮って記録したが、捕獲具にパンを入れる時のガチャガチャと言う音を聞きつけて2匹が飛んできたようである（写真1）。

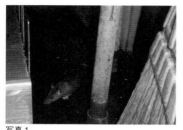
写真1

先に来た個体が、巣から最も遠い捕獲具、つまり左下の捕獲具に入ろうとしている姿が写っていて、奥には少し小さめの個体が顔を出している。水揚げされた水産物の加工作業は夕方から始まり翌日の早朝に終わるので、点検とパンの交換は閉店前の９時頃に行っていた。食パンは小魚よりもよほどおいしかったのだろう。捕獲具の中のパンがなくなっても、同じ場所に定期的に運んでくれるパンを楽しみに待っていたことになる。

　私はこの時に思った。餌付けによる捕獲法は卑怯な方法だと。数日後には捕獲されて殺されるかもしれないのに頼りにして待っている。定期的に給料を運んでくれるお父さんが家族に対して急にひどい仕打ちをするのと同じではないか？　捕獲したネズミを間近で観察する機会が増えていたこともあり、少し後ろめたさを感じた。12月29日の点検後正月休みに入ったので、ロックモードに切り替えて捕獲する日を１月６日に予定し、それぞれの捕獲具にはパンの小片を30個入れた。

　１月６日、全ての捕獲具をロックモードに切り替えてパンを補充した。すぐに集まって来ると思っていたので、設置後45分毎に経過観察を行った。真っ先に捕獲が確認されたのは、巣近くに設置した７箱で、４箱と３箱を２段に積み上げたうちの右上の箱に、捕獲したネズミのうち最も軽い個体（75ｇ）が入っていてこちらの方をじっと見ていた（写真２）。暴れている様子はない。

　巣から最も近いのは右下の箱である。一番初めに来たのだから、巣から最も近い右下の箱に入れば良いのに何故わざわざ上

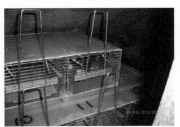

写真2

の箱に入ったのであろう？これも不思議である。餌付け期間が長かったので、個々のネズミの入る箱が決まっていたことも考えられた。その後時間が経過しても捕獲が認められないので、捕まったネズミはそのままにして翌日の朝に回収する事にした。捕まったネズミがおとなしくしていたので、捕獲具の危険性が他のネズミに伝わらないと思ったからだ。前回パンを補充してから1週間経過していたので、食べつくした後、待っていても来ない定期便を諦めてほかの場所で餌を採るようになっていたのだろう。水産加工をする店舗にはシャッターがそれぞれに付いていて、作業終了時にはすべて閉められる。

　捕獲した個体の体重はそれぞれ300、170、150、135、120、85、75gで1頭が特に大きかった。うち1頭（120g）は死んだ状態で捕獲された。ストレスによって死んだのだと考えると、環境に適応する能力に個体差があり、その幅が大きいことがわかる。大きい個体2頭はシャッターの外で捕獲され、他の5頭はすべてシャッターの中で捕獲された。点検の際に、店舗外に設置した捕獲具のそばで猫が居座っているのを目撃した。小さい子ネズミを捕まえて食べたことがあるので、居座っているのではないかと想像した。シャッターの外は猫がいる危険区域である。大きい2頭の個体はいつも危険区域でパンを食べていたのだろうか？　もしそうだとすると安全に餌が取れる場所を小さい個体に譲り、あえて、危険区域で餌を探していたことになる。捕獲したネズミたちが家族関係にあり、外で捕獲された大きい2頭が親であることを証明することは困難だが、もしそう

だとすると、親は２～３回の出産で生まれた子と共同生活を行っていて、子たちは常に親の庇護のもとにあったことになる。クマネズミの親と変わらないくらい大きく育った個体まで、まだ子ども扱いされて安全な所で餌を探している。

　子がいつまでたっても独立しようとしないのなら、ドブネズミの世界では親は常に過保護だということになる。大阪の繁華街では深夜に猫ほどの大きさのドブネズミが腹を揺すりながら我が物顔で通りを横切るそうである。天敵である猫を恐れないのだから人間など怖くない。これも、子に安全な場所を譲り、あえて危険地帯で餌を探す親の姿だと解釈すると微笑ましい。

　パンだけ食べて捕獲できなかった捕獲具が４箱あった。そのうち３箱の中のパンはゼロになっていた。回収した捕獲具のうち、錆び始めている捕獲具が３分の１ほどあったので、清掃の時に流す海水によって錆が生じて、捕獲具がうまく作動しなかった事が原因と考えられる。

　捕獲できなかったネズミがいるので、錆びていない捕獲具を選び数を減らして巣の近くに継続して設置すると、１週間ほどして１頭が死んだ状態で捕獲された。このネズミも体を丸くして座った状態で死んでいた。多くの個体が捕獲されていなくなっているのに、捕獲具の危険性が全く認知されていない。親兄弟が行方不明となった異常事態なのに、それさえ分からない馬鹿な個体が残ったのであろうか？　餌付け期間が長い場合、捕獲具の危険性が認知されにくく、残った個体を捕獲することが容易であると考えた方が妥当だろう。そうすると、捕獲できずに残った個体がそんなに多くなかったことになる。捕獲試験の期間を、調査期間も含めて約１カ月として許可を取っていたので、この時点で試験を終了した。

　その後ネズミはいなくなったとの事である。全ての個体を捕獲したとは思っていないが、この場所に生息するドブネズミの

ほとんどを捕獲できたと思っている。予想以上に少ない結果と
なった。近接する建物から十分離れているので、捕獲された個
体群は餌場を共有する1つの集団であるといえる。毒餌を用い
て駆除した場合ではすべての死体を集めて確認することはでき
ない。今回使用したような捕獲具が今までになかったのだから、
このような捕獲例の報告は初めてだと思っている。この集団の
構成から、親2頭と2〜3回の出産で生まれた数匹の子からな
る集団だと考えて良いと思っている。すると、ドブネズミは一
夫一妻ということになり、共に店舗外の近い場所で捕獲された
のだから、親たちは一緒に行動していて仲が良かったのかもし
れない。後で触れることになるハツカネズミとは大違いである。
親子であることが証明されていないのだからそんなことはいえ
ないだろうとどこかで声がするようだが、野生生物を観察する
際にDNAの親子鑑定が重要だと主張する人はいない。そして、
長期にわたって野生家ネズミの行動観察を行うことは困難極ま
りない。このような捕獲具が今までになかったのだから、野外
で行った世界初の観察例と言って良いだろう。限られたエリア
に生息する集団のほとんどを捕獲することができるのであれば、
捕獲してその構成を調べることで集団の成り立ちを推測するこ
とは充分可能だと思っている。

　クマネズミでも同じように餌付けをした後に、餌場を共有す
る集団をほとんど捕獲できるのであれば、これはすごいことに
なると思った。大儲けに一歩近づいたという認識である。

B　捕獲例2　クマネズミの場合
実施例1　古民家のケース
　ドブネズミ捕獲後の2010年1月22日から、四国松山にある線
路わきの古民家でクマネズミを捕獲することになった。家のリ
フォームに合わせて捕獲試験を行っても良いとの事である。調

査段階で敷地内にとても面白い物を見つけた。敷地北西角に大きなイチョウの木があり、２ｍほどの高さにある木の股の部分に皮をむいた銀杏が沢山落ちている（写真３，４）。手にしてよく見ると、尖った方からかじられ、５〜６㎜の丸い穴が空いていて中の実が食べられていた。通常、１月になると、落ちた実の表面は乾燥してしわだらけになった種皮に覆われているのだが、店で売られているもののようにきれいに皮が剥かれ、中の実が食べられている。実に不思議な光景だった。

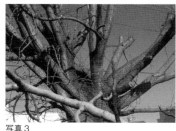
写真3

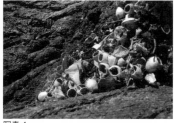
写真4

　初めは、どんな生物の仕業なのか見当がつかなかったが、リフォーム業者の話では、和室の天井をめくった時に、驚くほど沢山の銀杏の殻があったそうである。そのことからクマネズミが天井裏に持ち込んで食べたことがわかった。どの時期に持ち込んだのか、落ちてすぐの実は臭くてたまらない種皮に覆われているはずである。この種皮の汁に触ると、人によってはかぶれたりする。クマネズミにいろんな段階のイチョウの実を与えてみて、どのように食べるのかを見てみたくなった。案外、臭い汁気たっぷりの種皮の部分がお気に入りかもしれないし、あるいは、乾いてしわしわの種皮が美味なので乾くまで待つのかもしれない。乾くまで待てない個体は食後に口元がかぶれたりするのだろうか？　そして、不思議なことに、小さい穴を開けるだけで中の実をきれいに食べている。その方法が思いつかな

い。固い殻を齧るのが得意なら、殻を完全に取ってから食べればいいのに、５〜６㎜の穴で事足りている。口に隠れてわからないが、２本の前歯が案外長くて、器用に中の実を食べるのかもしれない。想像するだけで楽しくなる。

　ほとんどの野ネズミは落ちた木の実を食べる。クマネズミも落ちた物だけを食べると思っていたがそうではなかった。幹周り２ｍ以上の大きいイチョウの木を垂直に登って餌を探していることが確認されたのだ。ドブネズミには到底真似ができない芸当である。家ネズミとして人と共存することが多いクマネズミとドブネズミの２種は見た目がよく似ていて混同されることが多い。しかし、このように生活様式が大きく違っている。木に登って餌を探せるクマネズミは森林での生活に適応していて、小笠原諸島のうち、人家の少ない島に生息するクマネズミは人と共存しなくても森林地帯で充分生活することができていると聞いたことがあり、今回の観察でなるほどと思った。

　夜間に強い風が吹くと、翌日には拾いきれないほどの銀杏が落ちている。冬に入る前の限られた時期に食料が大量に手に入った時、クマネズミはその食料をどうするのだろうか？　人と関わりを持たないクマネズミの生活に思いをはせたとき、天井裏の大量の銀杏の殻は冬を乗り越えるためにわざわざ持ち込んだ結果なのではないかという疑問が湧いて来た。食べきれないほどの食料があった場合、野ネズミ同様、クマネズミも貯穀性を持っていると考えた方が良さそうである。しかし、種皮のついたまま持ち込んだのでは和室は銀杏臭くなり、下にいる人は気が付くはずである。では、どの段階で持ち込んだのだろう？　１枚の写真から想像が膨らむ。長い余談である。

　１月22日、目撃例のある建物外部の犬走りの部分にドブネズミ捕獲で用いた捕獲具を使ってテストを行うことにした、下に４箱上に３箱の合計７箱を２段に積み上げて設置し、餌付けか

ら始めた(写真5)。

　前回行ったドブネズミ捕獲
では敷地が広く設置可能な場
所が多かったが、例えば店舗
内のような場合では設置でき
る場所が限られていて、一斉
捕獲は難しくなる。そこで、
1つの捕獲具で複数匹捕獲で

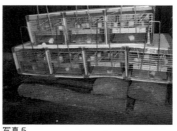
写真5

きる捕獲具を作って、それが可能かどうかを確認する必要があ
ると思った。今回、もう一回り大きい捕獲具を使用して、複数
匹捕獲できるよう改良を加えた仕掛けを1台作った。入口を狭
くした仕掛けの横に、一方通行の入り口をもう1つ設けたのだ。
誘因効果を上げるため、奥にパンの小片をたくさん入れて、7
箱とは少し離れた物置の入り口に設置して経過を観察した。両
方の場所で、入口のパンは食べるが中に入らない状態が一週間
続いた。ドブネズミとは明らかに違っていると感じて、1月28
日に、7箱の捕獲具に改良を加えた物を設置した。

　クマネズミは足元が急に不安定になるのを嫌う。斜面を登っ
た所に水平な板が有って、その板をわずか数ミリ押し下げるだ
けで、斜面が入口を閉じるように回転運動をするのだが、この
わずか数ミリの変化を感知して嫌がるのかもしれないと思った。
土を掘って地中に巣を作ることが多く、木に登る事もできない
ドブネズミとは大違いである。プラスチックの板を細工して、
斜面と水平な板の境界部分の上部約2cmの所に踏み板を設けた。
踏み板に前足を置き、水平な板に足を移動させても、体重が後
ろ足に係っているので、水平な板は沈み込まない。足元が動か
ないことを確認したのち、ジャンプしてプラスチック板を乗り
越える動作の最中に前足部分が数ミリ下がる。2月6日、この
工夫を加えたことで、7箱中3箱の中に入って食べていること

が確認できた。さらに2月8日には、物置の前に設置した捕獲具でも中に入って食べていることが確認できた。こうして餌付けができたことになる。ジャンプする行動の最中に数ミリ足元が下がるのは許せるのだろう。

　そして翌2月9日、物置入口に置いた奥行きの長い大きい捕獲具に1匹が捕獲されているのを確認した。小さい個体だがかわいい目をしている。捕獲されたのに暴れるわけでもなく、前足を使ってパンを食べている（写真6）。初めてのクマネズミ捕獲である。

　改良を加えた7箱でもクマネズミが捕獲できる事が確認できれば上々だと考えて、犬走りに設置した7箱をロックモードに切り替えてその日は帰った。ハムスター用の大き目のケージを購入し、餌と水を用意して、かわいい目をした子ネズミをしばらく飼育する事にした。糞尿で汚されることを考えて新聞紙を入れてあったのだが、すぐにその下に潜り込んだ。次の日、リフォームを行っている業者から捕まっているとの連絡があり、飛んで行って捕獲された1匹を会社に連れて帰った（写真7）。この、後で捕獲した1匹をケージに入れる際にとても面白い事が観察された。以下がその時の観察記録である。

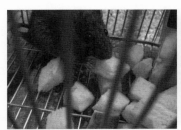
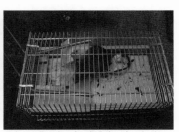

写真6　後で出て来る先住者の方のネズミ　　写真7　後で出て来る侵入者の方のネズミ

観察記録

　新たに捕獲したネズミをケージに入れると、すぐにそれまで新聞紙の下にいた先住者が飛び出してきた。侵入者は入ってすぐに身を隠そうとする訳でなく、対峙してにらみ合うこともなく、逃げる一方である。この2匹のネズミは同じくらいの大きさで、むしろ先住者の方が小さく見えた。今、改めて写真を見直して撮影順に写真を並べてみると、先住者は追いかけるばかりではなく、最初は餌の前に居座って睨みを利かしていただけのようにも見える（写真8，9）。しばらくして、先住者は、あきらめて動かなくなった侵入者の背後にまわり背中に前足をのせて、耳元でキーと鳴いた（写真10）。噛みつくことはしなかった。先住者がこのような行為を数回行った後（写真11〜15）、儀式が終わったかのように2匹とも新聞紙の下に潜り、二度と争うことはなかった。わずか数分のできごとである。

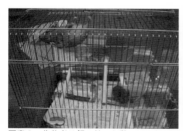
写真8　先住者は餌の前から動いていない

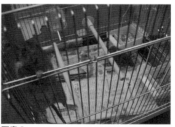
写真9

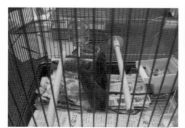
写真10　後ろにいるのが先住者である

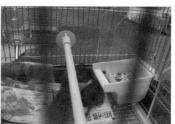
写真11　右前足で侵入者をおさえている

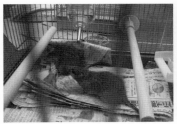
写真12

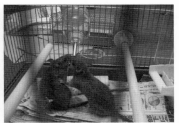
写真13

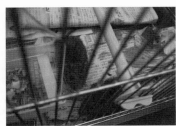
写真14　やっと、周りに居る人間を意識し始めた

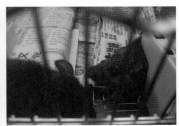
写真15　興奮はまだ収まっていない

　とんでもないことが目の前で起こっていると思ったので一緒にいた社員の一人に写真に撮るよう指示を出して8枚の写真として記録した。先住者は興奮状態で新聞紙の下から飛び出たように感じた。驚きである。一連の行動の最中、そばで見ている人間はまったく無視されていた。大抵、人が近くにいるのを知っている場合、物陰に隠れたり、物音がしなくなるまで息を潜め、その存在を隠そうとしたりするはずである。それが進んで飛び出してくるなんて、ネズミらしさのかけらもない。まずそのことに驚いたので、すぐさま撮影することにしたのだ。捕獲され自由を奪われていることと、明るい場所でずっと人間に見られ続けていることが、一連の行動の妨げになっていない。侵入者は服従のポーズを取らされているように見えたし、先住者は目的を達したのち、我に返ったように侵入者と一緒に新聞紙の下に潜り込んだように見えた。たまたま記録することがで

きた、とても貴重な写真だ。

　どんな生物であれ、お互いが知らない者同士なら、後ろから頭をがじがじと齧られるかもしれないのに、抑え込まれ、相手に背を向けてじっとしている奴などいる訳がない。その時２匹は旧知の間柄のようだと感じた。侵入者は無抵抗なまま、耳元で大声で怒鳴られているのに服従の姿勢をとって顔を合わせようとすらしない。そして、相手が服従の態度を示しているにもかかわらず、先住者による儀式のような行為は一度で済まなかった。先住者は自分の置かれている状況と周りの状況を認識することができなくなるほど強い興奮状態に陥っているとその時に思った。侵入者の行動も不思議だ。私なら旧知の間柄であったとしても、何度も服従の姿勢を要求されれば牙をむいて逆らうポーズくらいはするだろう。先住者は何が原因で、どの時点でこれほど強い興奮状態に陥ったのか。闘争行為と呼べるものが全く無く、この後すぐに仲良くなり二度と争うことがなかったので、お互いがどんな結末になるか分かった上での行為ということになる。約束事であり、儀式のような行為である。私は２匹のやり取りを次のように想像してみた。

　先住者「この食料は先に見つけた俺のものだ！　それを取りに来るなんてルール違反だろ！」（興奮口調で）

　侵入者「入りたくて入ったんじゃない！　そこの食料なんかどうでもいい。分かったから、早くいつものをやってくれ！人が見ているじゃないか！　それも分からんのか！」

　先住者は憤りのあまり、他のどんなことよりも侵入者に対する儀式の方を優先し、極めて早い段階で興奮状態のスイッチを入れた。侵入者がケージに入るとすぐに飛び出してきたのだが、新聞紙の下にいる先住者はどの段階で侵入者を認識して興奮状態になったのだろう。侵入者が入って来る前か、それとも後か。入って来る前に既に侵入者を認識していたかのような飛び出し

方であったし、侵入者は入る前から先住者を認識していたかのような逃げ方であった。それなら、どのような方法で、入って来る侵入者を認識し先住者を認識していたのだろう？　個体ごとの匂いを離れた場所から互いに感知することができて、当然のように早い段階でお互いが認知できたかもしれない。ネズミは人より高い波長の音を感知することができる。もしかすると侵入者が入ってくる前に、人が感知できない方法で侵入者に警告を発していたのかもしれない。

とにかく、先住者の興奮の度合いは侵入者が入ってくる前に増していったのだろう。侵入者がそれを無視して入って来たために先住者の興奮状態がマックスに達したと考えると、納得がいく。

先住者「警告しただろうが！　それが分かっているのにどうして入って来たんだ」

侵入者「興奮するな。争うつもりなんかない。頭を冷やして少し冷静になれ。俺たちは捕まったんだぞ」

侵入者は相手の求めに素直に何度も応じることで、なんとか先住者の興奮状態を収めようとした。そして、先住者がネズミらしさを取り戻すのをただひたすら願ったのだ。侵入者はその場の状況をよく理解しているから、相手に合わせて興奮する気にはならない。まるで、その場を丸く収めるために相手を説得していたようにも感じる。結果として２匹は二度と争うことも無く和解できているので、示威行動などではなく、仲直りのための儀式、または手打ち式と言えなくもない。

儀式化した行為という点では、ニホンザルの社会にあるマウンティングと呼ばれる示威行動が思い浮かぶ。優位な個体が劣位の個体の背後から近づき上に乗っかるだけの行為だから短時間で終わってしまうが、日常的に行われていて、相互に序列を確認しあうだけの目的で行われている。上下関係を絶えず確認

しあうことで集団内のもめ事を未然に防ぐ効果があるのだ。序列を重視する縦社会で、集団内にいる限り下の者は上の者に逆らえない。そして、個体間の序列を決めるためには、同じ時に生まれた子同士でさえ争わなければならない。今回観察した行為は服従のポーズという点でニホンザルのマウンティングとよく似ているが、その目的が同じだとは思えなかった。先住者の行為が1回で終わっていないからだ。前もって序列が決まっていて、双方がそれを確認するための行為であれば、ニホンザルのように1回で十分である。それに、前もって序列が決まっているなら、わざわざ人前ですぐにその行為を行う必要がない。後でゆっくりと確認すればよいことなので、まずは身を隠すことを優先するのがネズミだと私は思っていたのだが、読者はどう思うだろうか。

　興奮状態が収まるまで何度もその行為を行おうとしていたことの不思議さがいつまでも引っかかっていて、何故だろうと思い始めると中々頭から離れなかった。

　長く飼育され続けてきたハツカネズミについての研究は50〜60年前ごろから盛んになり、その生態については詳しく知られている。ドブネズミもラットと呼ばれて実験動物として長く飼育されてきた。研究者たちが絶えず目にする生き物だから、その行動についても同様に詳しく調べられ続けてきたはずである。しかし、今回のような観察がされたという報告はない。相手の後ろに回り背中に手を置いて耳元でキーと鳴く。この儀式のような行動は2個体間に共通した認識がなければ成立しないはずだ。ネズミの寿命を考えると、生まれてわずか数カ月の子ネズミたちがこの行為の持つ意味を共有している。実に驚くべきことだ。そして、この行為は集団の数が多い時に、子同士のもめごと処理を、いつまでも争うことなく収めるために有効な方法でもある。つまり必然的に、クマネズミが集団行動をしている

ことと、社会行動と呼べるような行動を行っていることを認め
ざるを得なくなると思うのだが、その両方共、学者研究者と呼
ばれる人たちが何度も確認した後でなければ、公に認められる
ことはない。

　研究者たちが簡単に確認できればこの観察結果も生きてくる
のだが、実験動物として主に飼育されているのはラットと呼ば
れるドブネズミの方であってクマネズミではない。クマネズミ
は飼育しにくいと聞いたことがあるので、研究者たちの手元に
クマネズミはいない。もし仮に捕獲しにくく飼育しにくいクマ
ネズミだけが持っている特異な社会行動を、たまたま私だけが
初めて観察したのだとすると、公に認めてもらうのはとても困
難なことだ。そして、儀式化された動作の1つひとつまで遺伝
子によって決められているとは思えない。今回私が観察したク
マネズミの行動が、遺伝的に生まれつき持っているものではな
く、集団内の子たちが幼い時に学ぶことで親から子に伝わって
来た社会行動だとすると、仮にクマネズミを飼育することがで
きたとしても確認することはできないだろう。個体間の序列さ
え守っていれば集団が維持されるニホンザルとは違っていて、
序列が無くてもルール順守を徹底させているクマネズミの方が、
より高度で安全な仕組みを持っているとさえ思ってしまう。上
下関係を絶えず気にしながら、より上の地位を狙っていつも争
う事ばかり考えているニホンザルとは大違いだ。

　どんな状況であっても、争わずにもめ事を解決する方法を
持っているクマネズミの方が優れているとさえ言える。言葉を
持たない生き物が、人の社会で言うところの、話し合いだけで
争いを解決するようなものだ。集団行動を行っている生物でこ
のような行為をする生き物はいるのだろうか。是非知りたいと
ころである。

　世界中の研究者たちがこのような行為を見逃してきたとは思

えないので、どんくさいドブネズミでは見られないクマネズミだけが獲得できた社会行動である可能性が浮上してきた。ここでもクマネズミの方を上に見てしまった。飼育しにくい生き物だから今まで誰も観察できなかったのだとすると、世界初の報告ということになる。そして、クマネズミを捕獲しにくい理由が、クマネズミだけが持っているこの特異な社会行動に起因するのだとすると、捕獲具の開発が長らく放置されていた理由も分かる気がする。高度に発達した社会行動の前ではどんな優れた仕掛けも相手にすらされなかったのだろう。単にネズミだと侮るなかれといったところだろうか。

　数日して、同じ場所で大きめの個体1匹を捕獲したのでケージに入れてみた。他の2匹は出てこない。それどころか、後で入れた個体はすぐに新聞紙の下に潜り込み、全く争わなかった。大きい個体は掟破りをしていなかったことになるし、3匹とも旧知の仲だったことになる。その後も3匹は争うこともなく新聞の下でくっついて仲良くしていた（写真16）。

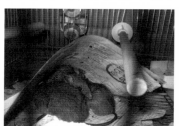

写真16　真ん中にいるのが3番目に入って来た最も大きい個体。親ではないかと思っている

　同じ場所で餌付けをした後に捕獲したのだから、餌場を共有する同じ集団の3匹と考えるしかない。最も小さい集団は家族集団なので、この3匹は家族だと勝手に推理する。科学的に証明することが困難で公に認められていないことであっても、私にとっては推理をすること自体がとても重要なので、査読困難とどこかで声がしそうだが推理を続ける。

　侵入者が服従の姿勢をとっているのに、先住者は一度の儀式では気がすまず、何度も繰り返しその行為を行った。これ

は、集団内でルールを守ろうとしない仲間を簡単に許してはならない、断じて許されない行為だと先住者が思っているからだと思った。集団内にあるルールを守らないなんて、それでもお前はネズミか？と怒鳴っていたようにも感じる。ルールを守ろうとしない仲間に対して中々興奮状態が収まらない先住者の様子を見て、厳しいルールに拘束されているクマネズミ社会の日常を覗き見た気がした。それはルールを他の何よりも優先させて厳格に守ろうとする集団行動の表れに他ならない。ルールを守ろうとする度合いが種によって異なり、ドブネズミがクマネズミほどルールにこだわりを持っていないのなら、ドブネズミをいくら観察しても同じ行動を見ることはできない。この集団内にあるルールは集団内の個体をどの程度拘束しているのだろうかという疑問が、今なお私の頭の中を満たしている。そして、ルールを重視する社会行動がクマネズミだけのものなのか、それとも程度の差はあれどネズミに共通する行動なのか。

　この疑問は、後で触れることになるハツカネズミの行動について考える時にとても重要になってくる。つまり、ハツカネズミがクマネズミと同じくらい厳格にルールを遵守しているなら、集団行動の様子を詳しく調べることで、ハツカネズミ社会にあるそれまで知られていなかった全く新しいルールが見えてくるはずである。たった一度のわずか数分の観察に過ぎないが、手元に残った数枚の写真から、ネズミ社会の一端を垣間見ることができた。あまりにも面白いと感じたので、つい、いろんなことを考えてしまう。

集団行動について

　クマネズミも、ドブネズミと同じように数回の出産で生まれた子が親と共同生活をしていると私は思っている。これは観察された事柄から自分なりに出した結論で、今では当たり前のこ

とのように思っているのだが、どうも学者研究者たちの中には
そのことすら認めようとしない人たちがいる。公に認められて
いないのだからと、簡単には認めようとしない。この観察した
数年後、それを裏付けることができる面白い現場に遭遇したの
で、証拠の品としてその時に撮った1枚を紹介する(写真17)。

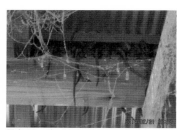

写真17　垂れ下がった尻尾の数でおよその
個体数が分かる

　新潟県にある15坪ほどの鶏舎で捕獲具のテストを行おうと2月に下見に行った時のこと。鶏舎は床と天井がなく、骨組みがすべて確認でき、生息するクマネズミは隠れ場所がないので、構造材の隙間にいるのが丸見えであった。建物の周囲は畑が広がっていて一面の雪景色。寒さから身を守るためか、1列の大きい塊と数匹を確認することができて、15、6匹の集団と分かった。このような観察もめったにできるものではない。同行した人が写真として残しているが、尻尾の数を数えることで、およその個体数がわかる。クマネズミの家族そろってのスナップ写真はとても貴重である。野生のクマネズミ集団を表に出てこさせて一列に並ばせることは、不可能だからである。これは、自立できるまで大きくなった子が親と離れずに一緒にいて集団を形成していることを立証する立派な証拠写真ではないか。一般的に、ネズミが野生状態でどのような生活をしているかについて確認されたことはない。子は自立できるようになると親から離れて生活するのか、それとも、数回の出産で生まれた子が親と共同生活をするのか、公には確認されていないことになっている。

　ネズミ算式に野ネズミの個体数が増えて大繁殖し、農作物に多大な被害を及ぼすことはが過去に何度もあった。その度に、

研究者たちはそのメカニズムを解明しようとして様々な調査を行ってきた。大繁殖が起きる過程を推理する上で、前述したネズミに関する考え方は実に都合が良いのだ。すなわち、早い時期に自立し、それぞれの個体が異なった集団の個体とペアを組んで繁殖活動を開始すると、食料が十分確保できるなら、短期間に個体数がネズミ算式に増える。実際、実験動物として飼育されているハツカネズミはそのようにして飼育し、短期間に繁殖させることによって多くの個体を実験のために供用している。しかし、昨今の人間世界と同様、子がいつまでも親と同居しているとすると、当然繁殖の機会が減ってしまうので、大繁殖は起こりえない。子がいつまでも親と同居しているクマネズミとドブネズミでは自然状態で大繁殖することはないということになる。大繁殖の例の多くは体の小さい野ネズミについての話なので、クマネズミとドブネズミは、時として大繁殖をする野ネズミとは違って全く別の生活様式を持っていると考えた方が良いのではないだろうか。思っていた以上にクマネズミ社会は奥が深く、行動様式についてさらに解明することが重要になった。科学的な興味という点では面白いことこの上ない。私はクマネズミを捕獲することができたうれしさも相まって益々のめりこむようになった。

実施例2　グループホームの場合（集団脱走）

　松山市内の民家を改造してグループホームとして使用しているところから、ネズミで困っているので駆除してほしいとの連絡があり、2010年2月17日捕獲具を6台用意して調査に行った。天井を走り回っているので何とかしてほしいとのことだが、部屋に糞が落ちていないので、餌目的ではなく寒くなる時期に寝床として利用する目的で侵入しているようだった。3台を2段に積み上げて6台を天井裏に設置した（写真18）。

この項を進めるにあたっては捕獲具の構造が重要になるので、必要な部分を簡単に説明する。プラスチックの踏み板は簡単に作って取り付けることができるが、捕獲するたびに齧られるので作り直さなければならない。そこで、厚

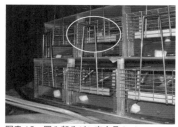

写真18　囲み部分がL字金具のパーツ

さ0.5mmの鉄板を用いて少し変わった細工を施した踏板を準備し、3台作った。斜面を覆うような大きさの薄い鉄板で作った踏板に6cmの穴を開け、幅10mm長さ8cmの2本の帯状の板で接続して、捕獲具の上部、端から4本目の線材に引っかけ、金属板が水平となるように取り付けた。6cmの穴は斜面を登ったネズミが鉄板の踏板を潜り抜けるための穴だ。奥向きに少し傾斜を付け、段差を少なくする目的で、端に紙を貼り付けた（写真19）。あと3台はプラスチックの踏み板を水平に取り付けたので、入口が閉じた時の斜面の板との間に2cmほどの隙間がある（写真20）。

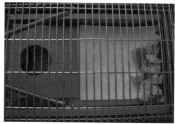

写真19　左にあるのが厚さ0.5mmの鉄板で作った踏み板

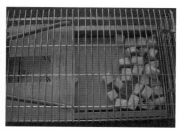

写真20　脱出する際にプラスチック板はさほど障害にはならない

外籠を加工するに当たっては、高さ5cmの侵入口を作るためにバネのついた片方の入口下部分を幅5cm切り取った。これに

より、バネの取り付け部分までの距離が短くなり、バネを押し上げる力が弱くなったので、押し上げて逃げられるのを防ぐために入口下部にL字金具を取り付けてある。3日後の2月20日に点検に行くと、6台のうち3台の中のパンが減っていて、捕獲具周辺に持ち出されていた（写真21）。捕獲具の中に入ったことは間違いないが、単に持ち出されただけで多くの個体が中に入って食べ

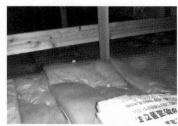

写真21　持ち出されたパンがそのままになっている

たとは思えない。この箱の外にあるパンの小片がいつまでもそのままにされているとは思えないので、ネズミたちの一連の行動のうち、途中のある瞬間を観察したことになる。箱の入口の高さは5cmなので、1匹ずつしか入れない。つまり、中で食べずに1つずつ運んで外に持ち出した個体がいて、持ち出してすぐに食べていないことが分かる。何故パンを持ち出してすぐに食べなかったのだろう？　中で食べるか、あるいは交代で箱の中に入って食べれば良いではないか？　少なくとも、1頭のネズミが豊富な餌を独占するために行った行為ではない。実に不思議な光景であった。

　2月23日の点検では、6台すべての箱に入ったようで、合計65個のパンの小片がなくなっていた。多くのネズミが出入りしていると判断して6台すべてをロックモードに切り替えた。2月24日に回収に行くと、グループホーム内にいる人たちはネズミのことで大騒ぎであった。怖かった、寝られなかった、電話しようと思った等々、口々にどんなにひどい状況であったかを話し出す。夕方7時頃からガタガタと音がし始め、夜中の1時頃に最もひどい音がしばらく続いたそうである。その後静かに

なったが、もう二度と御免だ、撤去してほしいと言われた。天井裏を確認してみて、我々も驚いた。以下がその時の観察記録である。

観察記録

　回収する前の様子を再現した（写真22）。中上、中下の捕獲具が、引き出されていた。その隣りが回収した6台の写真である（写真23）。手前の3台が下で、奥が上に乗せてあった3台。右上の1台は入口が開いていて中のパンが食べられていた。残り5台は入口が閉まっているのに捕獲されていない。5台のうち、左上、中上、右下の3台には、毛が多く落ちているのが確認できた。左上の1台を詳しく見てみた。プラスチックの踏み板の片側出口付近に広く血が付いていて（写真24）、外側の、中の個体が触れられない部分にも血が付いていた。血の付いた場所とは反対側にあるL字金具の一部が下方向に曲げられ、変形していて、設置した時とは異なった位置に、後で差し込まれたように収まっていた（写真25）。中上のプラスチックの踏み板は奥に押し込まれ、中から触れられないところに血が付いていた。右下の1台が最も荒らされていた（写真26）。最も弱い部分だとはいえ、厚さ0.5mmの鉄板の装着部分が2本とも異なった方向に曲げられていたのだ。金属板全体が持ち上げられ、傾いていて設置当初の位置にない。しかも、血が内側にも外側にもあちこち

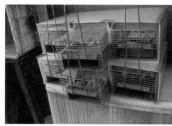
写真22

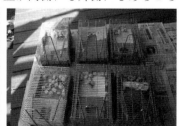
写真23

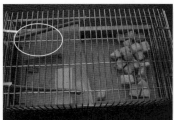

写真24　囲み部分に血が付着していた

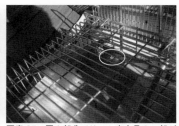

写真25　囲み部分では、L字金具の一部が下方向に曲げられて変形していた

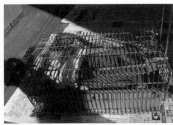

写真26

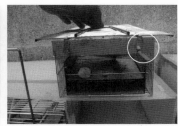

写真27　囲んでいる部分が、曲げられて変形していたL字金具の一部

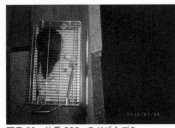

写真28　体重300gのドブネズミ

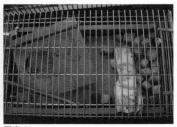

写真29

　に付いている。構造的に入口のバネを押し上げて30度ほど傾けた時に初めて外から触れられるところにも血が付いていた（写真27）。この箇所は中から触れることはできない。

　1台は仕掛けがうまく作動せずに逃げたのだろうが、あとの5台は一旦捕獲されたがすべてバネを押し上げて逃げられたことになる。ドブネズミでは、体だけで仕掛けの3分の2ほどの

大きさのでかい個体が窮屈そうに捕まっている（写真28）のを見たばかりなので、逃げられるとは思っていなかった。ドブネズミの場合と古民家のクマネズミの場合では毛が落ちていなかったので、捕まったネズミはおとなしくしていたと思われるのだが、今回の場合毛を多く落としている個体ほど、より脱出に苦労して捕獲具の中で暴れまわっていたことになる。左上の個体と右下の個体は口元を怪我して血を流していた。特に、右下の個体は怪我をした後に相当暴れまわっていたことが、あちこちに付いた血痕から想像できる（写真29）。

　そして、口から血を流してまで、中の個体を助けようとしていた個体がこの捕獲具の外にいた事になる。外側に血が付いていた左上、中上の捕獲具は両方とも上の段にある。口元を怪我した個体が登って捕獲具にしがみつき、脱出の手助けをしていたことが分かり、驚くほかない。見事にすべての個体が揃って脱出した状況をどう解釈すれば良いのであろうか。それぞれの個体が単独で行動しているのならこのようなことは起きない。捕まった個体のうちの1匹が運よく脱出できたとしても、一刻も早くこの危険な場所を離れようとするはずである。口元から血を流してまでその場に居続け、仲間を助けようとしたのだ。ネズミがこのような行動を行っていることを誰が信じるだろうか。私はとても興奮し、できるだけ多くのことを記録しようと沢山の写真を残した。今もその多くの写真を元に、脱出方法を知るための手掛かりを探している。どのようにして出ることができたのか。そして、外にいる個体はどのように怪我をして出血したのか。外からしか触れられないところに血痕がついていなければ、単に脱走した失敗例としてしか処理されなかったはずである。

　私はこの時にどんなことが行われていたのかを推理してみた。まず、どのようにして脱出したのだろう？　入口にはL字金

具が付いているので、入ったところを押し上げても簡単に隙間
はできない。少しバネを押し上げた時に、入口の左右の端に隙
間ができる。右端、もしくは左端を内側から押すことによって、
隙間を広げれば脱出できる。ドブネズミとクマネズミ3頭の捕
獲の際は自力で脱出できなかったので、内側からの力だけでは
無理だったのだろう。そもそも毛が抜け落ちていなかったのだ
から、脱出することを早々にあきらめたと考えられる。今回は
外に協力者がいて脱出の手助けをしたことは間違いない。外か
らの協力があれば脱出できる仕掛けであることが証明されたの
だ。この場合の協力とは、直接的な行動だけではなく、近しい
間柄であれば、外にいるだけで発揮される協力も含まれる。例
えば、仲間が大勢外にいるだけで、出ようとする力が湧いてく
るように。また、運よく最初の1頭が脱出できたのを、中の他
の個体が知れば尚更である。しかも、午後3時頃に設置して、
おそらくすぐに5頭は中に入って捕獲されたのだが、外にいた
個体と中にいる個体が協力して2時間ほどで脱出方法を発見し
たことになる。

　どの時点で、どのようにして口元を怪我したのかを推理し
た。まず、左上の個体の脱出についてである。入口に取り付け
たL字金具の一部が下に押されて変形していたが、これは入口
が少し開いた時に、中の個体が出ようとして左下にあるL字金
具の一部を下方向に押し続けたことによる変形である。この場
所の中と外に血が付いていないので、この時点で外の個体と中
の個体は怪我をしていない。ただ、押し続けて変形した部分の
反対側に位置するプラスチックの踏み板上に血が沢山付いてい
た。その後プラスチックの踏み板に乗って出ようとしたのだろ
う。より大きい力が必要になった。外と中の個体が鼻先を隙間
に入れて押している途中、どちらかがあきらめて身を引いた瞬
間に事故が起きたのだろう。鼻先を挟んでしまって出血するほ

どの大けがをしたのだ。何回も繰り返している間に外の個体も口元を怪我したことが、外に付いた血痕から推測できる。出血の多さから中の個体の方が、より傷が深かった。そして、中にいた個体は共同作業の結果脱出に成功した。

　次に、中上の個体はプラスチックの踏み板を後方に押し下げることで無事脱出できたのだが、L字金具の外側に血が付いていたので、外に口元を怪我した個体がいて脱出の手助けをしたのだろう。

　そして最後に、最も苦労したであろう右下の個体について推理した。線材に引っかけてぶら下げてあった金属板が大いに脱出の妨げになったようだ。6cmの穴を潜り抜けないと入口の下端を押すことができないが、3cmほどの隙間では無理だったのだろう、口元から血を流しながら何度も6cmの丸い穴から出ようとしていたことが写真から見て取れる。人の場合でもそうだが、まず入った所から出ようとする。通常ならここまでして出られないとすると別の方法を探すのだが、こだわり続けたのだろう。帯状の装着部分を曲げて変形させてしまったために、踏み板の上の左右の隙間から出ることがさらに困難になった。踏み板を押し上げ、最も大きな力が必要な中央部分から出たのだろう。不必要と思われるほど踏み板を持ち上げている（写真30）。中にいた個体が強くて大きい個体であることを連想させるし、体が大きいために一層出にくかったことを連想させる。

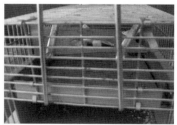

写真30　外側の所々に血が付着している

　救出活動は困難を極めたであろう。中と外の２個体が共に口元を血まみれにさせながら他の出口を探したであろうことが捕

獲具内外のいろんなところに付いた血痕から伺い知ることができた。そして、入口のバネを30度ほど押し上げて初めて外から触れられる場所に付いていた血痕は、中の個体が出ようとしてバネを30度ほど押し上げていた時、そばから離れられないでいる外の個体が血の付いた鼻を押し当てた結果だ。もう少しで出られるはずなのに外から押し返して邪魔をする奴がいる。この意味のない、出ようとしてもがいている仲間の行動を単に邪魔をするだけの行為も、もし、傍で観察することができたとしたら、思わずがんばれと言いたくなるほど感動的な行為だ。捕獲具内外に付いた血痕の多さから、救出するのに最も多く時間がかかったと思われた。おそらく、最もひどい音がした深夜1時頃の20～30分間がこの時間帯だったと思われる。これでは、下にいる人たちが安眠できる訳がない。前にも「うわ！　でかい！」と驚くような個体を捕獲したことがあるが、厚さ0.5㎜の金属を曲げて押し上げることができる最後まで残った大物はこの家族の父親だったのだろうか？　もし、そうだとすると、父親が捕まっているのを、時間をかけて救出しようとする家族が外に複数匹いたことになる。

　観察結果から深夜に行われた大騒ぎの顚末を推理してみた。実際、どのような行動が行われていたか不明だが、少なくとも、捕獲具の中には血を流してまで外に出たいと努力する個体がいて、外には途中であきらめずに、やはり同じように血を流してでも助けたいとおろおろする個体がいたことは間違いない。中の個体は外の個体にとって、とても重要な存在だから途中で救出作業をあきらめる訳にはいかなかったのだろう。それぞれの個体間に強い絆があると考えるほかない。

　後日確認すると、それ以来ネズミはいなくなったそうである。こんな危険な場所は寝床として相応しくないと判断し、口元の腫れあがった親が同じく口元を腫らした子たちを連れて一斉に

出て行ったと考えられないだろうか。

夫婦の絆？

　ある日、松山支店の社員が面白い写真を送ってきた。とても大きいクマネズミが粘着シートにかかっていたのだが、しっぽの半分ほどが齧られて骨がむき出しになっている。前足２本と後ろ足の片方も途中からなくなっていて、なくなった前足周辺に最も多く血が付いていた（悲惨な状況で写真は掲載できない）。粘着シートにかかったネズミは随分沢山見てきたが、こんな例は初めてなので、レアな観察例だと言って良い。木造家屋の一階の天井で見つかったのだが、イタチ等の他の生物は生息していなかったとのこと。部屋に糞が落ちていないし足跡もなかったので、部屋には降りてきてはいない。11月の寒くなりかけた頃に寝床として侵入していたらしい。粘着シートに捕まった、とても大きい個体を助け出そうとした結果だと思われる。子ネズミが粘着シートにかかる場合がほとんどなのだが、動けなくなった子を親が認識したからと言って、今回のように助け出そうと尻尾と足をくわえて引っ張ることはなかった。行われた行為を想像すると鬼気迫る思いがする。とても大きい個体に限って、今後もこのような観察例があるとすると、この大きい個体が、集団の中で特別な存在だから救出しようとしたのではないかと言う疑問が湧いてくる。この現場では、この個体が捕まった後に足音がしなくなり、いなくなったとのことであった。この場合も、寝床として危険極まりない場所であると判断した残りの片割れが子を連れて出て行ったと考えられないだろうか。

一斉転居の謎

　これまでの調査から、私はネズミたちが一斉にいなくなることには重大な意味があるのではないかと考えている。一人の笛

吹き男が町の130人の子供を連れて町から一斉にいなくなった
ハーメルンの笛吹き男という有名な話がある。現実にもこの便
利な笛があって建物からクマネズミを一掃できれば良いのにと
つい考えてしまうのだが、笛がなくてもクマネズミが一斉にい
なくなることが時として起きる。以前、業者仲間との会合の場
で、私はある人から面白い話を聞いた。その人は毎年ネズミに
悩まされていたのだが、ある日、市販されている捕獲具で大き
い個体を捕獲すると、それ以来家からネズミがいなくなったそ
うである。一斉にいなくなるというのは統率のとれた集団行動
であり、家族集団が住み着いている場合、集団を統率するのは
親である。親の気持ち次第で寝床を変える場合があるというこ
とかもしれない。ドブネズミでもそうだったが、クマネズミも
家族集団の中で、親は特別な存在であり、重要な役目を果たし
ているような気がする。そして、どちらが欠けても集団に与え
るダメージが大きいがために、救出しようと躍起になったので
はないだろうか。あの支店から送られてきた見るに堪えないよ
うな悲惨な写真は、個体間に強い絆があることの証拠写真だと
思っている。ある状況下では、クマネズミは予想を超える行動
をとる。しかし、これらのことは、クマネズミにとっては日常、
ごく普通に当たり前のように行われていることなのだから、単
に我々が知らないだけなのかもしれない。

　いくつか紹介した観察例は、どれも滅多に見られないものばか
りだ。特に、涙ぐましい救出劇は再現できるとは思えない。
しかし、再現して確認できることでなければ公には認められな
い。貴重な観察事例としてどこかで公表したいと思っていたの
だが、学会と名が付くところでは査読困難の一言で切り捨てら
れ、投稿したものの論評すら頂けていない。面白い観察事例な
ので何度も書き直してみてはどうかと、学会事務所にいる電話
口の女性にアドバイスを貰ったが、本業の方が忙しくてそれど

ころではない。それに、どうまとめてどう書き直せばよいか全く分からなかったというのもある。また、投稿規定が厳しく定められていて、書き方を知らない私は入口にすら立つことができない。まるで閉鎖空間の前に立ちすくんでいるような状況である。

　ただ、これはなんとか本にまとめ書き残したいと思うきっかけとなった忘れられない観察である。今までにこのような報告がなされたことがあるのかどうか知りたいと思った。全くないという判断をするには外国の論文まで調べなければならず、私には到底無理なことだ。一度、思い切って国立大学のある助教に一方的にこれらの観察結果を送り判断を仰いだことがあるが、面白い観察だと返事を頂いた。研究対象でない限り時間を割いてまで調べることはできないのも分かっているので、返事が返ってきただけで感激ものだと思っている。

　複数匹捕獲、そして連続して捕獲することができる捕獲具を作ろうと、仕掛けのアイデアを捻り出すことに専念していたのだが、捕獲具に対するクマネズミの行動が、当初思っていたほど単純ではないことが分かってしまった。餌付けをして集団すべてを捕獲するつもりでいたのだが、その集団は強い絆で結ばれた家族集団であるかもしれないこと。数回の出産で生まれた多くの子ネズミが親と集団生活をしていて、集団内には、集団を維持するためのルールが存在するかもしれないこと。そして、その集団を統率し守る役目を持つ親が家族集団全体の行動に深く関わっているであろうことである。クマネズミを攻略するのは、とてつもなく困難なことかもしれないと、その時思った。そして、過去の研究者たちが匙を投げる結果になった理由もこの辺にあるのかもしれないと思った。

5　複数匹捕獲具の開発

　本業の白蟻の仕事が忙しくなる春から秋にかけてはネズミの
事を考える暇がない。本業の事に専念するしかなく、寒くなり
かける頃から、今年は何をやろうかということになる。前述の
2009年の暮れから2010年の３月にかけて、とても充実した結果
が出せて有頂天になっていた訳だが、その後、どんな場合でも
すぐにクマネズミが捕獲できるとは限らないことがわかってき
た。餌付けがなかなかできないケースの方が多く、総じて遊び
に来ているような場合にはすぐに入ってくれない。

　松山支店には社員たちがいうところの社長室と呼ばれる部屋
があり、捕獲具が雑然と積まれていて足の踏み場もない。その
社長室に、回収した捕獲具の中の干からびたパンを狙ってクマ
ネズミが出没するようになった。フリーモードで仕掛けを２台
設置したのだが、なかなか入ってくれない。忘れたころに中に
入ってパンを食べていた。ロックモードにすると、１頭ずつを
２日続けて捕獲することができた。どちらも、大きさから言っ
て子ネズミであった。その後いなくなったので、効果はあった
のだが、時間がかかり過ぎ、粘着シートの方がましなくらいで
ある。いくつかの成功例では、すぐに餌付けを行うことができ
たのだが、なかなか餌付けができない場合との違いが判らない。
違いがわからないと、仕事として捕獲具を使用できないため、
クマネズミを狙って捕獲できる有効な使用方法がわかるまでは
商品化に踏み切らないことにした。

　その後、自社のホームページと捕獲した動画を見て、海外か
ら反響があった。アメリカの捕獲具メーカーの営業マンが通訳
を伴ってわが社を訪問したのである。狙ってクマネズミを捕獲
できる仕掛けというのは恐らく世界にそれほどなかったのだろ
う。情報収集のためだろうと思うのだが、値打ちが分かってい
てすぐに行動するあたりはさすがアメリカだと思った。ホーム

ページを見ようが動画サイトで動画を見ようが、面白さを分かろうとせず何事にも反応の鈍い日本とは大違いである。

A　自動ドアの仕掛け

　次に作った仕掛けは、2枚のアルミ板が入り口の上下にあって、細い針金でつながっているものだった。常に入り口を塞ぐように下がっている上のアルミ板が、下のアルミ板をネズミが踏むことによって進行方向上方にふわりと開く構造になっている。ネズミの体重で入口が自動的に開くのだから自動ドアのようなものだ。ネズミが中に入ってしまうと上のアルミ板は下りてきて、元のように入り口を塞ぐ。出ようとして下りてきた上のアルミ板をネズミが踏むと、仕掛けがロックする。出ようとしたネズミが仕掛けをロックするのだから、それまでに入っていたネズミはすべて捕獲することができる。もちろん、上のアルミ板を固定することで餌付けをすることも可能だ。

　この仕掛けは日本国内で特許を取得した2つ目の仕掛けである。足元の変化を少しでも感じさせないように手を加えて用いると、初めに仕掛けを用いた場所で、すぐに子ネズミ2匹を捕獲することができた。動画にして動画サイトで流すと結構反響が大きかった。しかし、手を加えないシンプルな物を用いて他の現場で使用してみても、なかなか捕獲できない。時間をかけて子ネズミを2匹捕獲した例がもう1例あるが、すぐに成果が出ないのでは満足いく結果とはいえない。仕掛けとしてのアイデアは面白いのだが、すぐに捕獲できる場合とできない場合の違いが分からない。

B　大がかりな仕掛けを使った捕獲例

　その後、複数匹捕獲の仕掛けを何種類も作ってみた。そのうち、すぐに餌付けができて、とても大きい個体が真っ先に捕獲

された例が２例ある。２例に共通しているのは、周囲にとても多くの個体がいるであろうと期待して設置した現場で、そのどちらもが、続けて他の個体が入ることはなかった。複数匹捕獲の仕掛けとしては失敗例なのだが、でかい個体がまず捕獲されたことの不思議さもあって、何故だろうと考え出すと、なかなか頭から離れない観察例である。その２例を紹介する。

実施例1　山間の渓流沿いにある鶏舎

　大きな鶏舎の建物が３つあって、そのうち目撃例の最も多い鶏舎の入り口に設置した。四国松山に出張しての試験ということもあって、餌付けを行わず、いきなりロックモードにして２日後に１人で点検に行った。実は、餌付けをしなかったのにはもう１つ理由がある。それまでに行った失敗例と関係が深いので、失敗例とその失敗例に用いた仕掛けの構造から説明をしよう。

　捕獲具は２階建ての構造で、前述の自動ドアの仕掛けを応用した。捕獲されたネズミはまず、入ったところから出ようとする。出ようとした時、アルミ板が下がっていて出ることができないので下りてきたアルミ板の斜面を登って外に出ようとする。そして登っていけば仕切られた上の空間に移動することができる。しかし、上の空間への移動の際に、水平に取り付けた小さい鉄の金属板を押し上げて移動することになるので、金属板が下りてしまうと元には戻れない。１つの仕掛けの中に一方通行のドアが２つあることになる。

　続けて入れば複数匹捕獲できると考えた。しかし、続けて入ってくる個体がいると、その時に、上の一方通行のドア、つまり、出ようとしている個体の目の前で水平な金属板が開いてしまう。実際、松山にあるお寺でテストを行った際には、共同作業を行って２階に置いてあった食パン１枚がきれいに食べら

れる結果になった。パンくずが落ちていたので複数匹が２階の部屋に入っていたと思っている。どのようにして最後の１匹が２つの一方通行のドアを攻略して外に出たのかが分からなかった。協力しないと脱出不可能な構造だ。クマネズミ恐るべしである。少し工夫を加えても、やはり１枚の食パンを献上する結果になってしまった。協力すれば安全に出ることができると学習して当然のようにパンを食べている。腹立たしいことこの上ない。２回目の試みではパンの食べ残しがあったので、複数匹のネズミが上の部屋に入って仲良くパンを食べていたことは間違いない。一方通行のドアとして上の階に水平に取り付けたドアの大きさは５cm四方で、すれ違って移動できる大きさではない。１匹しか通れないように工夫してあったのだが、上と下にある一方通行の金属板を連係プレイで通り抜けて難なく出られてしまった。

　餌付けを行ったことによって複数匹が入って食べるようになったのは良いのだが、学習されて次々に入り、突破されたのではたまったものではない。

　そこで、２階に上がったネズミがすぐさま別のところに移動してくれれば連係プレイはできないと考え、塩ビの排水管を利用して仕掛けの外に移動させれば良いと考えた。20リットル入りのポリタンクを仕掛けの横に並べて置き、塩ビの通路を作って、ポリタンクの口に排水管を差し込んだ。ポリタンクに入った個体が元いた部屋に戻れないように、差し込んだ口の先を短くもした。出口であると認識すれば飛び降りるかもしれないと思ったからだ。ポリタンクの中にネズミの匂いのするぼろ切れと新聞紙を入れてみたのは、誘因効果を期待してのことだ。仕掛けの中にある塩ビのパイプの口は中空の位置にあり、是非、進んで入って欲しいと願って、伝って登れるよう紐までぶら下げた。親切設計だ。そして、学習されては困るので、これは餌

付けをしないで使ってみることにした。

観察結果

上の部屋に入れてあった食
パン数枚が食いちぎられて散
乱している(写真31)。そして、
細かく食いちぎられたパンの
かけらが捕獲具の中はもちろ
んの事捕獲具の外にも溢れて
こぼれ落ちていた。場所に
よっては山のように重なって

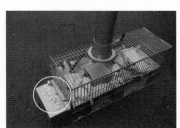

写真31　囲みのように、小さく噛み切られ
たパンが散乱していた

いるのだが、その外にある沢山のパンのかけらが荒らされている様子はない。

　不思議な光景だったのだが、あっけにとられてしまってその場の写真は残していない。なぜなら、その行為をしたはずのネズミが中にいなかったからだ。塩ビのパイプの口にあったはずの紐が20cmぐらいのところで食いちぎられて下に落ちている。驚いて、そのまま仕掛けを持ち帰った。帰ってからよく調べて見ると、パイプの先から尻尾がのぞいていた。塩ビのパイプの中にいたのだ。塩ビのパイプからネズミを出すことにして、動画に撮影した。その様子は動画サイトにアップしている。すごく元気の良い大きい個体だ(写真32,33)。

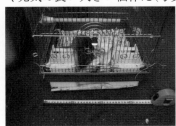

写真32　クマネズミとしては大きい方である

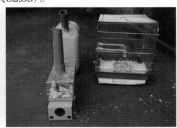

写真33　塩ビのパイプで連結してポリ容器に移動させようとした

餌付けを行っていなかったので、真っ先に入ったのがこのでかい個体ということになる。中に入った個体は上の部屋に入った後に塩ビのパイプにも入ったのだが、ポリタンクの中に飛び込んではいない。そして、次々に続けて入った個体がいれば、前述した失敗例のように、時間をかけてでも連係プレイをすることによって脱出することができたのだが、そうはならなかった。周りには仲間が沢山いたはずなのに、続けて入る個体がいなかったということだ。じっと、成り行きを見ていたのだろうか。また、食いちぎられたパンのかけらが無数に外に飛び散っていたので、この食いちぎっては外に放り出すという単純な同じ作業を中の個体が延々と繰り返していたのは間違いない。しかし放り出されたパンを外の個体が食べた形跡がないのだから、２日間の間、外の個体は何をしていたのだろうか？　私なら喜んで放り出されたパンを食べるだろう。

　以下がこの観察についての私なりの推理である。

　まず、箱の中の食糧が安全に手に入れられるかどうかを確認するために親が入った。外の個体はその成り行きを見つつ、親が口元からパンの匂いをまき散らしながら出てくるのをただひたすら待ってたのだ。しかしなかなか出てこない。出てくるまでは安全が確認されたとはいえないので、入ることができない。それがルールだ。

　そのうち、中にあるパンをちぎっては外に撒き始めた。こんな状況はめったにあるものではない。しかし、食料を食べるには厳しいルールがあって、我先に食べてはいけないことになっているのではないだろうか。そもそも、このパンのかけらを食べる権利は誰にあるのか？　外にいるネズミたちはお互いの顔を交互に見たのだが、誰も手を付けようとしない。食料に関するルールについて最も厳格であるはずの親が目の前にいて、どうやら、ひどく怒っている様子だからだ。その親が、心配そう

に見守っている外の子たちにパンのかけらを投げつけてくる。予想もしなかったことに、子たちは混乱しきっているというところか？　中の親は、怪しい箱の危険性を伝達する方法を考えるが、他に思いつかない。そのままだ、ひたすらパンのかけらを外に投げ続けて、2日目の朝を迎えたのではないだろうか。

実施例2　松山市内の大きな雑居ビル

　市内の中心部に位置する大通商店街の一角にある大きな雑居ビルに連続捕獲具を設置した。既製の捕獲具では間に合わないほど大きい仕掛けになったので、ハツカネズミを飼育するための大きいステンレス製の金網を用いて、中に仕掛けを入れて設置した。そこは一階がパチンコ店で、階段下には店内を清掃するための道具をしまい込む狭いスペースがあった。水道が引かれていて、水を受けるためのパンがあり、いつも水が少量たまっている。戸を開けるとひどいネズミ臭があり、壁には穴があいている。巣になりそうな物が見当たらなかったので、水飲み場として多くのネズミが利用しているようだ。

　後で述べることになるのだが、この時の仕掛けはハツカネズミ用の連続捕獲具（3つ目の国内特許取得、アメリカ国内で初の特許取得）のアイデアと初めて特許を取得したアイデアを合体させて作ったものだった。捕獲されたネズミが通路を移動する際に足元の板を踏む。そうすると、ロックされていた入り口が開いて、再び他のネズミが入って来られるようになる。満を持して作ったもので、完成させることができれば、いくらで買うのかと同業仲間に聞いたこともある。その時は本当にできたのであれば、1台10万で買うと言われ、捕らぬ狸の皮算用を早速してみた。これも楽しみの1つである。でかいネズミが入ることを考えてそれぞれのパーツを少し大きくすると、全体として今までになかったほどの大きさになった。10万円で売れるな

ら、１台当たり製造コストに２万円ぐらいかけても大丈夫だ。

　クマネズミはとにかく足元が不安定になることを嫌う。ほんの少しのふらつきの変化でも気付き、中に入らなくなる。パンを食べることの誘惑より、危険であると認識する方が勝つのだ。一旦、危険であると認識されると、仕掛けをふらつきのない状態に戻しても、一週間ほど入らない状態が続いた。何故だろう？　すぐに餌付けすることができたのだから、同じようにすぐ入ってくれても良さそうなものだ。しかし、すぐには入ってくれない。

　この、一斉に入ったり、一斉に入らなくなったりする行動について、長らく何故だろうと考え続けた。しかし、前述と同じ解釈をすると、納得できる。つまり、安全を確認する個体が決まっているとした場合、その個体が危険だと判断すると他の個体は入らなくなるし、再び安全だと判断されれば他の個体が一斉に入るようになるのだ。ばらばらに、個々の個体が仕掛けにチャレンジしているのなら、一斉に入ったり入らなくなったりすることは起きないのではないか。つまり、親である大きい個体の判断次第で、子たちの行動が決定されているのではないか。点検に行った際に、大きいネズミが捕獲具の近くにいて、すぐに逃げようとはしなかったので写真として残したものがある。ふてぶてしい顔をしていたが、この個体が親なのだろうか。

　ただ、１〜２週間かかってでも再び餌付けすることが可能だとわかったのだから、慌てる必要はない。いろいろ試してみることにした。新しくアイデアが浮かんだとしても、金属の付属品を作ってもらうには２週間ほどかかってしまう。テストを始めて２カ月ほど経過した後にいよいよロックモードにする日が来た。翌日には大きい個体１頭を捕獲することができた。入り口のロックが解除されているので、続けて他の個体が入るかもしれない。もう１日そのままで放置したが変化はなかった。回

収し、その様子を動画で撮影して動画サイトにアップした。持ち帰って処分し、体重を量ると230ｇあった。クマネズミとしては大きい方だ。長く餌付けを行ったので、大きくなったのかもしれない。

　この例の場合も、親と呼べるほどの大きさの個体がまず捕獲されたのだが、続けて入ることはなかった。連続捕獲具のはずが、連続して入らない結果となった。後述することになるが、ハツカネズミはこの仕掛けで連続して捕獲具に入り、１つの捕獲具で最高７頭の個体を捕獲している。連続捕獲具の性能を確認した上で、10万円のために捕獲具を大きくし満を持してクマネズミに挑んだのだ。しかし、またしてもクマネズミに敗北した。同じネズミのはずなのにもう一歩のところでつまずいたことになる。

　そもそも、捕獲具に対する行動がハツカネズミとは違っていたのだ。もし、パンを新しく交換するたびに、親がまず安全を確認するために必ず入るのなら。そして、親が安全を確認して出てくるまで子たちが我慢をして捕獲具に入ろうとしないのなら、連続捕獲は無理だということになる。親が安全を確認して出てきた後に、タイミング良くロックモードに切り替えることができるとするとうまくいくかもしれないが、その方法が思いつかない。たった２回の失敗に過ぎないのだが、クマネズミがルールを厳格に守ろうとする集団だと思ってしまっている以上、同じことが繰り返される可能性の方が高いだろうとあきらめるしかなかった。その時には、私は捕獲具作りから撤退することを考え出すほどに打ちひしがれてしまった。それほど、期待をして、長期に亘って慎重に入念に取り組んだ後の失敗だったからである。ハツカネズミの捕獲結果を整理してまとめる作業に夢中になり始めたこともあって、しばらくの間クマネズミの連続捕獲具作りを封印することにした。

6 新情報の入手

つい最近になって新しい情報が手に入った。ドブネズミに関する情報である。アメリカではドブネズミとハツカネズミの生息範囲が広く、クマネズミはフロリダ半島とハワイにしか生息していない。私は何かの本を読んでそのことを知っていたのだが、ヨーロッパについての情報は持ち合わせていなかった。新しく手に入れた情報では、ヨーロッパでもドブネズミの生息範囲の方が広く、さらに、ドブネズミのスーパーラットが出現していて、現在その対応に苦慮しているというものだった。

スーパーラットが出現しているということは、ドブネズミを駆除するために長期間殺鼠剤を使用していたということであり、殺鼠剤が全く効かないドブネズミが登場していて猛威を振るっているということである。日本ではクマネズミのスーパーラットが都市部に出現していてお手上げ状態なのだが、ヨーロッパではそれと全く同じ状況が、捕獲しやすいドブネズミで起きていることを初めて知った。なんと西洋では、征服しなければならないネズミはクマネズミではなくドブネズミの方だったのだ。

過去にヨーロッパを中心としてペストが蔓延し、多くの人がバタバタと死んでいったのだが、蔓延させた真犯人は捕獲しにくいクマネズミではなく捕獲しやすいドブネズミの方だった可能性が高い。

ドブネズミについては、開発初期の早い時期に一斉捕獲が可能なネズミであることを私は確認している。ドブネズミは私にとって既に征服済みのネズミであり、今では全く眼中にない。ハツカネズミに至っては連続捕獲具を作って、その仕掛けが有効であることを確認したのだから、もし仮に、ドブネズミがハツカネズミと同様に連続捕獲が可能な生き物なら、私の仕掛けは日本ではなく西欧社会で必要とされる捕獲具ということになる。もちろん、薬剤を使わないのだから、安全性という点で数

段優れた駆除方法であることは言うまでもない。諦めかけていたネズミ捕獲に少し明かりが灯った。

　アライグマ、ヌートリア等の外来生物は駆除しなければならない生物だと法律で定められている。これは日本の生態系を守るためだ。だから駆除する目的で薬剤をばら撒くなんてことはできない。駆除方法として許されているのは捕獲だけである。しかし、単に捕獲籠を置いておくだけで簡単に捕獲できる生き物ばかりではない。駆除を目的として効果的に捕獲するには、何よりも捕獲対象となる生き物の生態を知ることがとても重要だ。

　クマネズミを捕獲しようと決意して以来、絶えず知りたいと願い続けていたのが、このネズミの生態である。どのような暮らしをしているのか、どのような思いで捕獲具を眺めているのか。知りたいことが山ほどあったとしても、答えは観察を通してしか得られなかった。

　今回、連続捕獲具を使ってハツカネズミを160頭捕獲したのだが、捕獲までの日数をデータに加えることによって、ハツカネズミの面白い習性をいくつも発見することができた。最も知りたいと願い続けていたネズミの生態について、未知の部分を含めて、かなり奥深くまで分け入ることができたと思っている。その中にはドブネズミにも共通する習性が多く含まれているはずなので、ドブネズミを効果的に駆除する際には、ハツカネズミの観察結果は十分に役立つはずである。そして、仮にドブネズミでも連続捕獲が可能であることが確認されたなら、ハツカネズミの捕獲例は単に面白い習性を発見できたということだけではなく、ドブネズミを効果的に駆除するためのとても重要な手引書に成り得るのだ。そこで、第2部では、私が行ったハツカネズミの捕獲例について、詳しく説明することにする。

第**2**部
ハツカネズミの捕獲例

クマネズミは足元が急に不安定になることを嫌うが、ハツカネズミは全く気にしない。シーソーを使った初期の仕掛けはクマネズミが全く入ろうとしない仕掛けなのだが、ハツカネズミとドブネズミでは有効だった。構造が単純な上に足元を気にしない生き物に有効な捕獲方法なのだから、連続捕獲できる構造に作り替えれば、それなりに役立つ捕獲具になると思って作ってみた。この仕掛けは日本国内とアメリカで特許になっている。

　テストのつもりで捕獲を始めたのだが、捕獲している間にも不思議に思うことがいくつかあって面白くなり、１つの場所で160頭も捕獲してしまった。それぞれの個体データが揃っていて、捕獲までの日数がデータに加わっているのだから、ネズミたちがどのような順で捕獲具に入ったかが分かる。暇な時にデータを調べ始めると、次々と謎が現れた。謎とは理解しがたいハツカネズミの行動についての謎だ。理解できないのは、その習性を知らないからであって、データの中に未知の習性が隠されていることを示している。クマネズミの例の時と同じように希少な情報のはずだという思いが常にあったので、仕事をする傍らで３年以上の間夢中になってこつこつとデータ解析を行った。いくつかの謎を解くために用いたグラフの多くは恐らく今までに誰も目にしたことのないグラフばかりである。ハツカネズミについて調べているうちに、クマネズミよりも面白く感じ始めた。

　私は学者でも研究者でもない一般人なのだが、知的探求心という点では誰にも負けないつもりである。ハツカネズミについても珍しい観察結果が得られたと思っているので、途中の謎解きを含め、その詳細について述べる。

1章　ハツカネズミの前期捕獲とその観察結果

　ハツカネズミの捕獲作業は同じ場所で3月から7月までの4カ月間と5カ月後の12月から1月までの約2カ月間、計2回行った。当初の目的は連続捕獲具がうまく機能するか確認するためであり、1つのエリアに住む集団を残らず捕獲してその構成を調べることだった。しかし謎が多く出現したことから、謎を解くために2回目の捕獲を追加して行ったわけである。不思議の壺に見事にはまったと言って良く、捕獲終了後の数年間その謎解きに没頭した。まず、謎が多く出現し、壺にはまるきっかけとなった前期の捕獲について、その結果と謎解きの詳細について述べる。

1　捕獲の詳細

　2015年に、大阪府南部にある観光牧場で野生のハツカネズミを対象として捕獲試験をする機会を得た。

1　仕掛けの構造

　ハツカネズミはクマネズミと違って足元が不安定になることを気にしない。気にしないどころか、私が作ったシーソーの仕掛けを楽しんでいるのではないかと思うほどだ。そのため、よりシンプルな構造で連続捕獲することができると考えた。その構造について述べる。

　入り口にはシーソーがあり、ネズミがそれを乗り越えて奥に入ると、シーソー板の奥の下端が付属品に引っかかって動かなくなる。入り口が塞がれて出られなくなるので奥の通路を進むしかない。狭い通路を通り一方通行のドアを押し上げて奥の部屋に出る時に足元の板を踏む。すると、付属品の引っかかりがはずれて入り口のロックが解除される。これを繰り返すことに

よって、連続的に捕獲可能になる。シーソーが動かないよう固定すれば餌付けモードにすることもできる。この仕掛けは3つ目の国内特許だけでなく、アメリカでの特許にもなった。

2　設置場所

　試験場所はウシ、ウマ、ブタ等様々な動物たちと触れ合うことを目的とした施設で、鶏、アヒルなどの鳥類も飼育している。2015年3月11日から7月25日までの前期の調査では、主な施設から幅13mの未舗装道路(写真34)によって隔てられた鶏、アヒルなどの鳥類を飼育している鶏舎(写真35)を中心として捕獲を行った。その場所以外での捕獲許可が下りなかったのだが、主な施設と隔離された環境にいるネズミを残らず捕獲すれば、ドブネズミの場合と同様に、その構成を詳しく調べることができると思った。

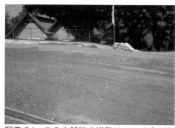
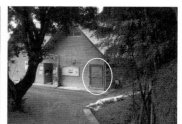

写真 34　この未舗装の道路はハツカネズミにとって大きな障害になるはずだと思っていた。集団で行動していると誰が思うだろうか

写真 35　飼料粉砕機のある小部屋の入口

　その建物の入口付近には飼料粉砕機があり、いつも粉砕された飼料が周囲にこぼれていた(写真36)。餌場としてはとても重要な場所である。鶏舎内に立ち入ることはできないが、飼料粉砕機の周辺に小さい糞が沢山あったので、鶏舎にいるネズミたちが多く集まってきているのだと思った。

　そして、鶏舎の入り口周辺にだけ設置して捕獲試験を始めた。

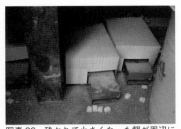

写真36 砕かれて小さくなった餌が周辺に沢山こぼれていた

その後、6月13日から未舗装の道路を挟んで反対側に位置する物置小屋でも追加して捕獲を行った。鶏舎は未舗装の道路によって他の施設から隔離されているので、横断してまで行き来している個体はいないと思っていたのだが、そうではない可能性が浮上したからだ。7月末に一旦捕獲を中止したのだが、その理由は追って説明する。とにかく、前期捕獲のデータを整理していると不思議な事柄をいくつも発見することができ、予想外に捕獲が順調に進んだこともあって、5カ月後の12月に再び捕獲の許可を願い出ると、他の場所でも捕獲を許可してもらえた。捕獲後期には、冬季に毎日欠かさず暖房を行なっているので生息場所として申し分のない場所であるペットハウスと、その近くにある事務所を捕獲場所として追加して捕獲を行った。捕獲場所周辺の様子が良く分かる様に1枚の写真を付け加える(写真37)。

　飼育小屋が1列に並んでいる様子を入り口付近から撮影した。入り口付近には管理棟としての役割を持つ事務所と名付けた建物があり、後期の捕獲場所である。ペットハウスと名付けた建物は一列に並ぶ小屋群の中ほどの場所に有り、物置小屋は最も離れた場所に有る。そして鶏舎は、さらに幅13mの未舗装の道路を越えた場所に有る。

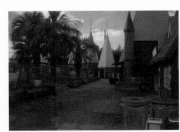

写真37 捕獲場所周辺の様子

3 捕獲具

前期の捕獲では、それまでにハツカネズミを捕獲したことの
ある複数匹捕獲の仕掛けを、餌付けのために使用する目的で3
台用意した。そして、連続捕獲具を4台と1匹取りの仕掛け2
台を用意して捕獲試験を始めた。さらに、前期と後期の捕獲期
間を通じて捕獲具の改造を3回行っている。

捕獲具内が尿と糞で汚れるのを防ぐために捕獲エリアを画用
紙で囲いを作った際、4月3日に体重11.0gの個体が囲い上部
に直径15mmの穴を開けていたのを確認した。入口の高さが不
足していると判断して仕掛けの入口の高さを20mmから30mmに改
造することにして、5月13日からは入口の高さが30mmの捕獲具
を使用した。クマネズミの仕掛けの入り口の高さが3.5cmなの
で、ハツカネズミなら2cmもあれば十分だと思っていたのだが、
違っていた。2回目の改造は、誘因効果を上げるために入口上
部にパンの小部屋を設けることとし、改造を行って、前期(6
/27)の物置小屋の設置から使用し、後期はすべて改造した捕獲
具を使用した。ネズミの回収時に、入口のシーソー板が上に上
がってロック状態になり、続けて他のネズミが入れない状態に
なった捕獲具が時々あった。それを解決するために、捕獲され
て中にいるネズミが入口のロック状態を解除できるように改造
を加え、後期捕獲からはそれを使用した。

4 設置方法

餌には食パンを使用し、捕獲具の中に1枚を入れ、入口周辺
には誘引するためと周辺にネズミがいるかどうかを判定するた
めに小さく切ったパンの小片を2〜3個置いた。前期は3〜
4日に1回の点検を行い、ネズミの回収とパンの交換を行った。
後期は毎日点検を行い、ネズミの回収と必要に応じてパンの交
換を行った。後期には捕獲できない状態が数日続いたので、2

度餌付けをして捕獲を行った。

5 解析方法

　4月6日以降に捕獲された個体をすべて冷凍保存し、東京にある研究施設に送付して、各個体の頭胴長、尾長、後足長、体重、成熟状態を調査頂いた。雌個体については胎児の個体数と出産経験の有無を合わせて報告して頂いた。

6 結果

　1つの連続捕獲具に最高7頭のハツカネズミを捕獲することができた。前期の捕獲当初に使用していた入り口の高さが20㎜の捕獲具を使用した場合、餌付けに15日かかったのだが、入口の高さが30㎜の捕獲具を使用した5月13日からは餌付けを行わないでも捕獲することができた。捕獲最軽量個体の体重は2.9gであった。

　総捕獲数160頭（雄76頭、雌84頭）の頭胴長と体重の平均は75.73㎜、12.54gで、雄と雌の頭胴長と体重の平均はそれぞれ、雄73.82㎜、11.6g、雌77.45㎜、13.39gとなった。

2　鶏舎での捕獲と観察結果

4カ月以上に及ぶ捕獲の結果を散布図にしてみた。

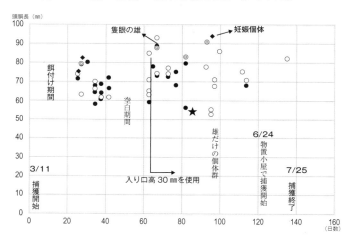

図1　捕獲当初は入口高20mmの捕獲具を用い、途中から30mmの物を用いた。●は雄個体を表し、それ以外は雌である。◎は妊娠経験のある雌を表し、◆は妊娠中の個体である

観察記録

記録して残してある中で、特に面白いと思った事柄を中心に紹介する事にする。

3月11日。飼料粉砕機の周りに餌付けの目的で複数匹捕獲具を3台、連続捕獲具3台、1匹取り捕獲具2台設置を設置し、目撃例のある事務所に連続捕獲具1台をそれぞれフリーモードで設置した。

1回目の点検で、餌付けのために用意した複数匹捕獲の仕掛けのうち1台にネズミが入って食べていることが確認できた。この仕掛けは連続捕獲具に比べて入りやすい構造になっているのですぐに入ったのだろう。2回目の点検時には、同じ捕獲具から黒い個体が出て来るのを目撃した。この黒いネズミの正体は何だろうか？　今までに捕獲したことのあるどのハツカネズ

ミよりも大きく見えた。他の捕獲具には入っていない。数回の餌交換をするうち、いつも喫食のある複数匹捕獲の仕掛けの中がひどく汚れていることに気が付いた（写真38）。多くの尿でべとべとしている。この汚れは日数が経過する度にひどくなる。縄張りを示す行為だろうか、尿の付いた足で頻繁に出入りを繰り返したためと思われる。以前に他のハツカネズミを捕獲したことがある捕獲具を使用したことが原因だろうか？

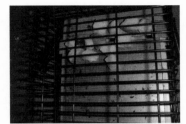

写真38　尿で全体がべとべとしていた

　後日、外国の研究者の報告を読んでいて分かったのだが、ハツカネズミの雄は尿で縄張りをマーキングするそうだ。本来多くの場所に少量の尿でマーキングするのだが、力のある個体ほどそのエリアが広く、数は多い。雌はというと、マーキングの数は雄に比べて少ないが量が多い。まさしくこれだと思った。しかし、このマーキングの行為は、3〜4日に一度、定期的に放り込まれるパンの小片が自分の物であると、周りにいるネズミたちに主張するための行為だ。この黒い大きい雌が周囲にいるはずの家族集団の一員なら仲良く一緒に食べるはずで、マーキングは必要ない。マーキングは競合する相手に対して行う行為のはずなので、よそ者の可能性が高いということである。これ以降、前期、後期の捕獲を通じて、餌付けの目的でしばらく食べさせることが数回あったが、多量の尿によるマーキングは観察できなかった。特殊な例であって、餌場荒らしを行っている単独行動ということになる。一体どこから来たのだろう。

　3月26日。飼料粉砕機付近に設置した連続捕獲具3台の中のうち1台の中のパンがすべて完食されていた。餌付けができた

のだ。中に尿と糞は見られなかった。すべての捕獲具をロック
モードに切り替えて捕獲を開始した。

　餌付けに15日かかったことになるが、この15日という期間は、
捕獲する者を不安にさせるには十分な長さである。がっかりす
ると同時に撤退の言葉がちらつき始める長さと言いかえること
ができる。この場所での捕獲までに二度ハツカネズミを捕獲し
たことがあるのだが、いずれも設置してすぐに捕獲できていた。
もちろん仕掛けの構造が違っていたのだが、今回に限って何故
餌付けまでに15日も必要だったのか、理由が分からなかった。

　3月27日。1台に2匹を捕獲し、連続捕獲の仕掛けが機能し
ていることを確認した。後のことを考えて小さい冷凍保存庫を
購入し、これ以降は捕獲されたネズミを保存することにした。
したがって、それ以前に捕獲した大きめの個体1頭を含む4頭
は解析できていない。この4頭は不明4頭として処理した。

　4月3日。11ｇの個体が仕切りに使っていた画用紙をかじり、
15mmの穴をあけて窮屈そうに行き来していた。ここで、入り口
の高さを20mmにしていたが、これでは狭いことに気が付き、入
り口の高さ30mmの物を作ることにした。

　4月15日。2台にそれぞれ1頭(8.3ｇ♂)、3頭(6.2ｇ♂,7.3
ｇ♂,7.8ｇ♂)の雄ばかりを捕獲した。事務所に連れ帰った時に
ピーやチーという鳴き声を聞いた。どのような状況でハツカネ
ズミは鳴くのだろうか。

　4月18日。10.2ｇの黒い雄
(写真39)を通常の毛色の個体
と一緒に捕獲した。以前見た
黒い個体より小さいが、それ
にしても何故黒い個体が出現
したのだろう。

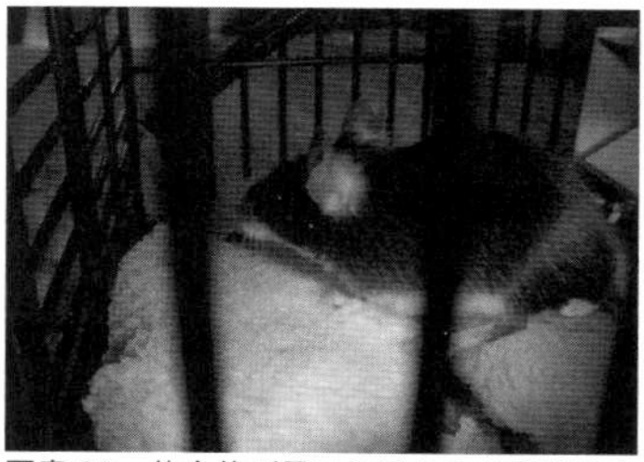

写真39　体全体が黒いのではなく腹部は白
かった

謎1　黒個体の出現

　黒い個体が通常の毛色の個体と一緒に捕まったということは、色変わりの個体が出現して、たまたまそれが黒色だったということになる。飼育員の方に聞いてみると、2〜3年前に販売目的でパンダネズミとカラーネズミを購入したのだが、ケージの隙間が大きくて逃げだしたのだそうだ。私も以前捕獲したハツカネズミをしばらく飼育したことがある。その時、モルモット用のカゴを使用したのだが、逃げられることを想定して、その籠を最も大きいポリバケツに入れた。すると大きい個体は逃げないが、小さい個体は逃げ出したのを確認している。飼育員さんの話によると、粘着シートで捕獲した個体の中には、茶色の個体もいたとのことである。この時初めて以前駆除のために粘着シートが使用されていたことを確認した。

　パンダネズミ（写真40）とは日本から持ち出されたのちに、洋種のネズミと交配を繰り返して系統として保存されたネズミである。インターネットで検索すると画像がいっぱい出てくるように、愛好家が随分いるらしい。

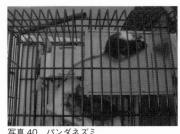

写真40　パンダネズミ

　しかし、販売展示していて逃げ出した場所からは30mほど離れている。しかも、今は施設を拡張するために作られた舗装されていない幅13mの道路で隔てられてしまっている。一般の車は通らないが、昼にはダンプカーが何台も行き来していて、ネズミが横断するとはとても思えなかった。そして、工事そのものが始まった時期も2〜3年前からだと聞いた。それ以上詳しくは聞いていないが、鶏舎にその子孫がいたことから、過去にパンダネズミに起因する黒色を発色させる遺伝子が混雑個体に

よって運ばれて鶏舎までやって来たことは間違いなさそうだ。きっと道路が作られる前には容易に行き来できたのだろう。

　4月23日。実体顕微鏡を使って、捕獲したネズミを調べてみた。上顎切歯に凹んだ切れ込みがあるのでハツカネズミだろうということになった。

　4/22～5/13まで、21日間捕獲できなかった。

　捕獲具入り口に置いたパンの小片に喫食があるので、いることは間違いない。何故21日間も捕獲できないのか。21日後には再び続けて捕獲できる状態になったので、何故か空白期間と呼べる期間があったことになる。この空白期間前後に捕まった2つの集団はどのような関係にあるのだろうか。同じ集団なのかなど、どのようなことに対しても疑問を抱いてしまう。

　5月13日。3週間ぶりに捕獲した6頭を、いつものように18リットル入りの丸缶に一緒にして入れてみた。しばらくすると、5頭がくっつくように寄り添い1つの塊になった(写真41)。小さい個体の1頭は加わらずに離れた場所にいた。大きい個体の周りに4頭が集まっているように見えた。面白くて数枚の写真として残した。恐らく親子だろうと思われた。

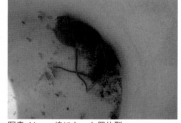

写真41　一塊になった個体群

謎2　一塊になった個体群

　ほとんどの場合、放り込まれて一緒にされたネズミたちは丸缶から出ようとジャンプを繰り返して垂直の壁を登ろうとする。出るのを諦めたとしても、それぞれの個体はまとまりもなく、ただうろうろするだけだった。中には気持ちを落ち着かせようとして毛繕いを始める個体もいたが、たいていはその場で単独

でうずくまっている。しばらくして2～3頭が一緒になって身を寄せている場合があったので、お互いが旧知の間柄なら、身を寄せ合うことくらいするだろうと思っていた。日頃仲が良くて一緒に行動する場合が多いのなら、不安になった時に身を寄せ合っても不思議ではない。しかし、これほど多くの小さい個体がしっかりと大きい雌に寄り添って一塊になるのは、この時以外に見たことがなかった。その時には親子が一緒に捕まったのだろうと思い、親子間にしっかりとした絆がある状況を写真として残せたのだと喜んでさえいた。

　しかし、解析結果は違和感を覚えるような結果だった。6個体を頭胴長で表すと（59mm♂,63mm♀,65mm♀,71mm♀,71mm♀,85mm♀）となり、また85mmの雌は妊娠経験のない雌だった。頭胴長とは人間の身長に当たり、尻尾の長さは入っていない。このように多くの個体がぴったりとくっ付いて寄り添っているのを見たのは初めてだったのでてっきり親子だと思い込んでいたが、そうではなかった。

　強い絆で結ばれていて、相互に強い信頼関係にあるからくっ付いて離れないのだと解釈すると、5頭が親子であろうと推測するのは当然のことだろう。しかし実際はそうではなかった。では、親子の関係以外にこのように強い絆で結ばれる関係が5頭間にはあって、離れていた1頭にはなかったということになる。不思議なことだ。では、どのような関係だろう？　5頭と1頭を解析結果から分けるとすると、性別で分けることしか思いつかない。離れている1頭が雄だったかどうか、今となっては分からないので、科学的に証明することはできない。4人の子供が母親でもないおばさんにしがみついて離れない光景を人の社会で目撃したとしたらどう思うだろうか。本当に親ではなかったのだろうかと疑ってしまうほど奇妙なことだが、観察結果をそのまま受け入れるしかない。ハツカネズミの社会では親

子でなくてもお互いが強い信頼関係で結ばれることがある、ということにした。

　もしも離れていた１頭が雄だったとすると、さらに奇妙な光景を目にしたことになる。雌と雄が分かれて行動しているのだろうか。「男女７歳にして席を同じゅうせず」という言葉まで浮かんできた。４月15日にも雄だけ４頭捕獲されていることがあったので、捕獲したすべての場合について調べてみた。雄と雌が分かれて行動しているのなら、捕獲具ごとに分かれて捕獲される場合が多いのではないかと思ったからだ。雌と雄が分かれて捕獲される傾向があるように見えたが、ほぼ同数の場合もあり、はっきりとした偏りはなかった。点検から次の点検まで２日空いているため、その間のハツカネズミの行動については分からない。疑いだけが頭の中でどんどん膨らんでいって頭から離れなくなった。

　この謎については、後で詳しく謎解きを行っているので、記憶しておいて頂きたい。

　この日に入り口の高さが30㎜の改良型の捕獲具が出来上がったので、すぐにすべての仕掛けを入り口高30㎜の物に交換した。すると、その後の捕獲状況に変化が起きた。

　５月17日。３日後回収した捕獲具内でとても興味深い様子が観察された。１つの捕獲具に入っている２頭の雄についてである。小さい雄１頭（10.4ｇ）が、死んではいないのだが衰弱して動かなくなり、毛は逆立っていて丸くなり座ったままであった。これはドブネズミが死んだ状態で捕獲されたケースとよく似ていて、手の平に乗せてみても動こうとしない。今回と同様に、衰弱しているように見えた個体例が１例あるが、こちらは手を出すと逃げようとした。もう１頭（20.7ｇ）はというと、すごく元気に走り回っている。驚いたことに、その１頭は、片目がつぶれて平坦になり、表面が白く濁った薄い膜で覆われていた。

謎3　一回り大きい雄の出現（隻眼のボス）

　前期に捕獲した個体すべての解析データを分析していて、あることに気が付き驚いた。この片目の雄は前期に捕獲した雄の中で頭胴長が飛びぬけて長いことが分かったのだ。他の雄より9mmも長い。2位以下の雄の頭胴長はどれも同じ位の長さで、ドングリの背比べと言ったふうである。わかりやすくするために、鶏舎で捕獲した雄だけをグラフにしてみた。

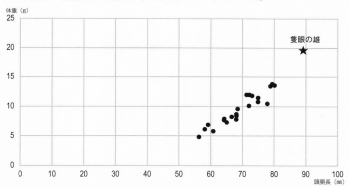

図2　鶏舎前期に捕獲した雄の頭胴長と体重の関係を表している。右上にある個体ほど大きい

謎3の謎解き

　ハツカネズミの社会では1頭の力の有る雄が3〜5頭の雌と縄張りを作り、競争相手を縄張りから力ずくで追い出すという研究報告がある。日本で紹介されていなかったので私は全く知らなかったのだが、今から40〜50年前にヨーロッパでハツカネズミの研究が盛んに行われていた頃の報告だ。そうすると、この隻眼の大きい雄はハーレムの主ではないかと思った。これほどはっきりと捕獲結果に出て来るとは思っていなかったが、つぶれた片目は言わば向こう傷ということになる。クマネズミとドブネズミの例では、親と子の関係は庇護し、庇護される相互扶助の関係であると思っていた。しかし、ハツカネズミの場合、

ハーレムの主は子を守ろうとはしていない。たまたま相部屋になった雄の子に当たり散らしてばかりいたのか、雄の子は強いストレスで死にそうになっていた。雌をはらませることができるのはこの雄だけなのだから、目の前にいるのは実の子ではないか。隻眼の雄は単に恐れられる存在でしかない。人間社会のハーレムの主と同様、ハーレムの主であるボスは大勢の子と共同生活をするのではなく、子の世話は雌に任せて、縄張りのチェックとマーキングに忙しいと考えた方が良いということか。しかし相手は雄であっても子供。いじめてどうするのかと思った（図3）。

　本当にハーレムなのか、確認のために雌についても調べてみた。

　妊娠経験のある雌が7頭もいる。まさしくハーレム、羨ましくなるほどのハーレムだ。一般的に6.5ｇ以下の個体は離乳前という情報を得たので、グラフに書き入れてみた。離乳後の個体

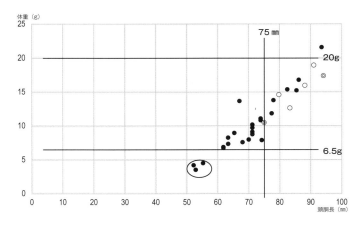

図3　鶏舎前期雌の頭胴長と体重の関係を表している。○は胎盤痕が有り、◎は胎児を持った個体を表している。妊娠経験のある雌は合計7頭いた。●は妊娠経験のない雌を表している。丸で囲った6.5ｇ以下の3個体は離乳前の個体である可能性が高い

が多く捕まるのは当然だが、離乳前の雌個体が揃って捕まっているのはこの中の丸で囲った３頭だけだ。パン目当てに捕獲具に入るのだろうか。違和感を覚える（後にこの３頭について何度も触れることになる）。

　６月１日。雄２頭と雌１頭を捕獲した。それまで３〜４日毎に点検を行って、間をおかずにその都度捕獲できたのだが、この日以降しばらく捕獲できない日が続いた。

　６月12日。♀２頭、19.0ｇ（乳頭がはっきりと認められたので授乳中）、14.0ｇ。

　６月15日。♀４頭、17.6ｇ妊娠中、4.7、4.4、3.6ｇ（6.5ｇ以下なので、３頭とも離乳前の幼個体）。

　６月17日。♀２頭（9.1、8.1ｇ）。

　７月３日。10.0ｇの♀と8.7ｇの♂。

謎４　雄が捕獲されない期間中に雌だけの個体群が捕獲された

　６月１日から６月12日まで12日間捕獲できなかったが、その後雌ばかり８頭が捕獲された後、再び16日間捕獲できなかった。７月３日に２頭捕獲したので捕獲場所近辺のすべての個体を捕獲できたとは思っていない。しかし、随分少なくなったことは間違いないだろう。その、少なくなった状況で雌ばかりが８頭まとまって捕獲されたのだ。何故だろう。前後10日ほどの空白期間がある。そこで私は、５月13日に捕獲した５頭の個体が一塊になってくっついている光景を思い出した。雌だけの集団があって、まとまって行動しているという可能性がある。未舗装の道路が往来する上で障害になるなら、鶏舎周辺は主な施設とは隔離された空間になる。鶏舎周辺だけで起こっていることだと考えて、その可能性について考えてみた。

　別行動をしている雌の集団が捕獲されずに残り、後でまと

まって捕獲されたと考えるのが妥当で、そこに授乳中の母親が離乳前の雌３頭を連れて後からのこのこやってきたのかもしれない。17.6gの個体はお腹に胎児を持っていた。雌は雄より慎重なのだろうか、何事にも慎重な雌２頭が雌の子６頭と一緒に行動していたように思える。図１に示されているように６月１日から７月３日までは、約１カ月雄がまったく捕獲できなかった。雄が全く捕獲できない期間が１カ月ほどあったその真ん中あたりの時期に、雌だけの個体群が集中して捕まっていたことになる。実に不思議なことだ。

　この謎に対しての謎解きは最後まで残った。いくつもの謎が複雑に絡み合っていたので、解き明かすまでに２年ほどかかっている。最も大きい謎として最後まで扱っているので、この謎も記憶しておいて頂きたい。

謎５　雌だけの個体群の中に、ボスがいなくなった後に妊娠した雌がいた

　データを分析していくと、とても興味深いことに気が付いた。ハーレムの主である片目の個体が捕獲されたのは５月17日、つまり雌を独り占めしていたはずの雄がいなくなってから29日後の６月15日に、妊娠した17.6gの雌がつかまった。ハツカネズミというくらいだから、ハツカネズミは受胎して後20日もすれば子を産むため、父親はボスである隻眼の個体ではないということになる。父親はどこの誰なのか。同じ時に捕まった授乳中の雌の父親も気になる。雌だけの個体群の中に、この妊娠した雌が含まれていたことについて考えてみた。

謎５の謎解き

　可能性として２つ考えた。同じ集団内では、ハーレムの主以外に雌をはらませることのできる雄はいないと仮定した場合の

可能性だ。

可能性1。捕獲場所を縄張りとしているハーレムの主がいなくなってすぐに、2番手又は3番手の雄が競争に打ち勝って父親となった。

可能性2。捕獲場所以外の別のエリアから雌の集団が遠征して餌場までやって来た。もちろん父親は別のエリアを縄張りとしているハーレムの主。

私は学者でも研究者でもなく、ファンタジー大好きのただのおじさんに過ぎないため、面白いと思う方に考えが傾いてしまう。そこで、2の可能性の方が高いと考えて検討を行った。可能性の高い根拠は3つ。

根拠1。捕獲試験開始早々、大きい黒い個体を目撃した。餌付け用の捕獲具内で、食べに来るたびに尿でマーキングをしたあの個体だ。捕獲場所を餌場としている集団に属していない個体だから、来るたびにマーキングをしたと考えると、この黒い大きい雌は単独で他のエリアから来た可能性が高い

根拠2。雄が捕獲できない期間が約1ヵ月あった。捕獲場所を餌場としている雄の大半が捕獲されていなくなったと考えると、雄だけではなく雌も同じように大半捕獲されてしまったと考える方が妥当だろう。実際に捕獲した雌の数と雄の数を比較してみると、鶏舎で捕まった個体のうち、この雌個体群を除いた個体について雄と雌の捕獲数を比較すると、雄23個体、雌22個体とほぼ同数になった。雌もほぼ同数捕獲されている。そして、雌だけの個体群が捕獲された後の40日間に5頭しか捕獲できていない。そのことから、鶏舎を主な活動域にしているハツカネズミがほとんど捕獲されて、一定期間、餌場に寄り付く個体がいなくなった状況があった可能性が高い。

根拠3。ハーレムの主がいなくなった後、次のボスが決まるまでどれぐらいの期間が必要なのか考えてみた。縄張りの見回

りとマーキング行為がボスの主な仕事だとすると、ボスはいつも決まった場所にいなくて単独行動をしている可能性がある。ボスがいることを確認するのは姿を見るだけですむが、いなくなったことを2番手または3番手の雄がはっきりと認識するのには時間がかかりそうだ。恐ろしくてそう簡単に雌に手を出す訳にはいかないだろう。そして、いなくなったことが確認されても、次のボスを決める争いが必要になってくる。図2を見れば、2番目に大きい雄と言えば頭胴長と体重が揃っている3頭の雄である。まるでどんぐりが背比べをしているようなもので、仮にどんぐり同士がボスの座を争ったとしても、20日以内に決着がつくとは思えない。

　どの根拠ももっともな感じがする。すると、鶏舎付近を縄張りにしている集団がほとんどいなくなった後で別のエリアから妊娠経験のある大きい雌2頭が離乳前の雌3頭まで引き連れて集団を作りやって来たことになる。鶏舎に元から住んでいた妊娠経験のある雌の数は2頭減って5頭になった。この数はボスが3〜5頭の雌と集団を作るという報告とうまく符合する。では、後から侵入してきた個体群の中に雄が含まれていないのは何故か。またもや、5月13日に捕獲した一塊になった個体群の写真が浮かんできた。やはり、離れていた1頭は雄だったのだろうか。では、雌だけの個体群はどこからやってきたのだろう。鶏舎に隣接して小さな豚舎があったのでそこから来た可能性も捨てきれないが、残念ながら豚舎での捕獲は許可されなかった。

　捕獲できない日が続いたのだが、点検作業はその後も継続して行い、その都度パンの交換を行った。捕獲具の入り口に置いたパンの小片が食べられ続けていたため、捕獲を中止するわけにはいかなかった。このパンの交換と補充は前期捕獲の終了時まで続いたが、食べに来ている個体を何故捕獲できないのだろうと疑問に思っていた。

3　物置小屋での捕獲と観察結果

　長く捕獲ができなかったことについて、危険性を認識した賢い個体が1匹、あるいはその仲間が数匹残っていて捕まえられないのだとその時思った。捕獲具入り口に置いたパンの小片の数を2倍に増やしてみたのだが、それを食べるだけで全く捕獲具の中に入ろうとしない。入りやすい構造の複数匹捕獲具を使うことにするなど工夫を加え、数日後にやっと大きめの個体1頭を捕獲することができた。しかし、パンの小片の喫食は止まらなかった。漫然と餌を与え続けるわけにはいかない。何故捕獲できないのか理由が分からないまま中途半端で捕獲を中止するわけにもいかない。そこでさらに誘因効果を上げる目的で、2回目の改造を行うことにした。

　6月24日。未舗装の13mの道路を隔てて、鶏舎に最も近い場所に物置小屋がある。施設としてあまり重要な建物ではないがネズミの目撃例があったため、そこにも捕獲具を設置しても良いことになった。

　そのころ、2回目に改造を行った捕獲具が出来上がった。入口上部に大きいパンを入れる小部屋を設け、入り口の下部左側にはパンの小片が沢山入る小部屋もある(写真43)。誘因効果たっぷりの捕獲具が出来上がったので早速その6台を使うことにした。その頃には捕獲を始めてから既に3カ月が経過していて、捕獲できない日が続いていたので飼育員さんたちの冷ややかな目も気になり始めていた。ここは初めて設置する場所だが、いきなりロックモードにしてみた。

　6月27日。でかい個体を多く含む7個体を捕獲することができた。捕獲具内で出産した雌が2頭いた。動画にして残しているが、黒色個体は生まれて間無しの赤子をくわえて隠そうとしていた。きっと母親なのだろう(写真42)。

　捕獲して殺処分する際にその都度0.1gまで測定できる器具を

用いて自分なりに体重を測定していた。その結果は、27.9g（乳頭がピンク色）、23.6g（捕獲具内で出産）、24.7g、22.7g栗色、16.6g、12.9g、体重不明黒色個体（捕獲具内で出産）の計7個体であった。栗色の個体は捕獲具内で出産した黒個体と一緒に捕まった。

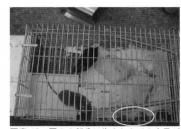

写真42　囲みの部分に生まれたての赤子が映っている。動画には黒い個体が咥えて隠そうとする様が記録されている

　乳頭がはっきりと認められる個体はもちろん雌であり、授乳中の子がいるということだ。黒色個体の体重が不明なのには理由があり、4月18日に捕獲した黒い個体は腹が白く、珍しい個体なので、次に捕獲できた時には生きたまま送って欲しいと言われていたのだ。何でも北大の准教授が研究対象にしているため、是非欲しいということらしい。いろいろと話を聞かせて頂こうと思って生きたまま捕獲具に入れて東京の研究施設まで運んで行った。この黒個体は同じ捕獲具内で捕まった22.7ｇの栗色の個体より大きい。雌だとのことなので、捕獲試験当初に目撃したあのでかい黒ネズミではないかと思った。

　多くのネズミを捕獲しようとする場合、当然多くのネズミが立ち寄る場所を想定して捕獲具を設置することになる。設置する前に私が常に心がけているのは、巣の場所と重要な餌場、あるいは水飲み場を探して特定することだ。巣の場所の手がかりは身を隠せるだけの場所があるかどうかであり、物置小屋にはそれらしい場所がなかった。餌場としてもそれほど重要ではない気がする。沢山のネズミが捕獲できるかどうかも期待が持てない場所だった。ところが、設置してすぐに7頭もの個体を捕獲することができた。捕獲できてもできなくてもつい何故だろうかと思ってしまう。

解析されて送られてきたデータを見てとても驚いた。20.6g ♂栗色、12g ♀（胎児6）、15.6g ♀（胎児4）、23g ♀（胎盤痕6）、22g ♀（胎盤痕8）、22.2g ♀とあったのだ。

驚いたわけをいくつか列挙し、謎として考えてみた。

謎1　妊娠経験のある雌の個体数が多いこと

私が測定した値とは違っているのでいつも戸惑うのだが、雄1頭と雌6頭という結果であった。捕獲具内で出産したもう1頭の23.6gの個体はどれに当たるのだろう。仮に出産してすぐの個体に、胎盤の痕跡が認められないのだとすると、22.2gの雌がそれに当たる。もし、そうだとすると、雌6頭はすべて妊娠経験のある個体ということになる。それまでに鶏舎で捕獲した30頭の雌のうち、出産経験のある雌は7頭しかいなかったのだが、その7頭すべてを捕獲するのに約2カ月かかっている。物置小屋では、たった1日で出産経験のある雌を5〜6頭捕獲した。そして約2週間後には25gの出産経験のある個体を捕獲したため、合計6〜7頭を短期間に捕獲したことになる。

謎2　太って大きくなった雌が多かったこと

20gを超える雌が4頭いる。20.6gの栗色の個体より大きい黒個体を含めると5頭になる。それまで鶏舎で捕獲した雌は30頭いるが、20gを超える雌は1頭（21.6g）しかいない。ちなみに、この21.6gの雌は隻眼の雄個体が捕まった日と同じ日に捕まっている。

謎3　捕獲具内で出産した雌が2頭と育児中の雌が1頭、そして、妊娠中の雌が2頭いた

ベビーラッシュということになる。野ネズミの繁殖期は春と秋に集中する傾向が強いことを聞いて知っていたので、暑い日

が続く最中に起こったベビーラッシュは季節外れもいいところで、とても不思議なことだと感じた。

　捕獲された7頭のうち、雄は栗色の1頭だけだったが、解析によると体重は20.6gだった。しかも、捕獲具内で出産した黒個体と一緒に捕獲されている。鶏舎を縄張りにしている隻眼のハーレムの主の体重は20.7gなのだが、このサイズの雄はそう多くない。妊娠経験のある雌5頭と一緒に捕まったでかい雄なのでハーレムの主である可能性が高いが、その後にそんなに大きさの変わらない雄が数頭捕まっているので、あくまでもボスである可能性が高いとしか言えない。ボスでなかったとしても、捕まった雄より体重の重い雌が黒個体を含めて5頭もいた。これも驚きである。

前期捕獲の終了

　鶏舎では、6月18日以降捕獲できない日が続いていた。捕獲できない日が続いても、捕獲具の入口周辺に置いたパンの小片には絶えず喫食の跡があったので、捕獲終了の時期を決めることがなかなかできなかった。鶏舎の個体を全て捕獲してその構成を調べることが当初の目的だったからだ。しかし、物置小屋で15頭捕獲した後は、捕獲具の入口に置いたパンの小片の喫食が止まり、7月14日にはパンにカビが生え始めているのを確認した（写真43）。カビが生え始めるまで喫食がないことに新鮮な驚きを感じた。これも、物置小屋で捕獲を開始したことが原因だと考えた。

　つまり、餌場荒らしを繰り返していた物置小屋の大きい雌たちがほとんど捕獲された

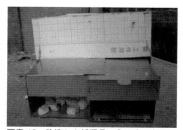
写真43　改造した捕獲具。入口左の部屋にはパンの小片が沢山入る

からだろう。あとで捕獲した育児中の25gの雌を加えると、7頭の妊娠経験雌が物置小屋で捕獲されたことになる。1つのエリアにいる妊娠経験のある雌がほとんどいなくなったと推測できるほど、多くの妊娠経験のある雌を短期間に捕獲してしまったために、遠征してやって来られるだけの経験豊富な大きい雌が当面は現れなかったのだろう。7月23日に1頭を捕獲したのをもって前期の捕獲を終了とした。鶏舎まで行ったことがある雌が他にも残っていたとすると、きりがないからである。

2章 謎解き作業

　物置小屋での捕獲を終えて、ハツカネズミに関する謎が一気に噴き出したように感じた。

　ハツカネズミの社会を考えた場合、ハーレムの主が最も優位な立場にいて、一人権力を振りかざしていると想像するのが普通である。ところが、雄の存在がかすんでしまって見えない。頭胴長、つまり身長まででかい雌が多く出現したことには正直驚いた。鶏舎で捕獲した隻眼のボスよりも明らかに大きいのだ。人間で例えるなら、栄養状態が急に良くなって太ったとしても、背まですぐに高くなるわけではない。成長期に時間をかけて背が高くなるはずだからである。どのような理由で、どのような経過を経てこのようにでかく育った雌ネズミが急に登場したのだろうか。私は、異様にでかくなった雌だけの軍団、アマゾネスまで連想してしまった。しかもそれらが、餌がそれほど落ちていないし巣になりそうにもない場所で大挙して捕まったのだ。大勢のでかい雌たちは、そんな場所に集まっていったい何をしていたのだろうか。そして何故すぐに捕まったのだろうか。不思議で仕方がない。圧倒されるような捕獲結果に驚き、何故だろうという疑問が次々に湧いてきた。

前期捕獲の全体像を把握しやすくするために、もう２つ散布図を付け加えることにする。捕獲具を設置し始めてから後に、雄と雌が設置場所毎にそれぞれどのように捕まったかを表しているグラフだ。

まず雌の場合を見てみよう。

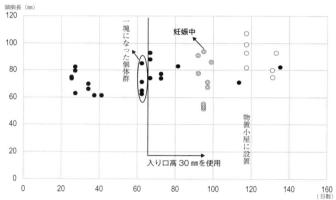

図４　前期捕獲の雌の散布図
横軸は捕獲までの日数を表し、縦軸は頭胴長を表している。●は鶏舎、◎は雌だけの個体群、○は物置小屋での捕獲である

　物置小屋で捕まった雌たちが際立って大きいことが良く分かる。◎で示した雌だけの個体群にも大きい雌はいるのだが、離乳前の幼子まで連れて来ていた。この雌だけの個体群と太って大きい雌たちの登場が謎解きをさらに加速させ、後に分かるが、この時に私が行った謎解きそのものが、最後まで残った大きな謎を解き明かすための重要なターニングポイントになっていた。そして物置小屋では75mm以下の雌は捕まっていない。どれを取ってみても実に不思議なことのように思える。

　次に雄の場合（図５）。

　雄は、捕獲されない空白期間が２度あった。最初の空白期間の前に捕まった個体群は大きさの異なる２つのグループで、大

きい４頭の雄と９頭の小さい雄に分けることができて、そのど
ちらもが粒の揃った個体群だ。入口高30mmの捕獲具に換えた後
に捕まった個体群は、星印の１頭を例外として除くと65mm以上
の大きさの揃った個体群であるように見える。雄と雌それぞれ
に見られる特徴ある行動には、ハツカネズミなりの理由がある
はずだが最初は全く分からなかった。

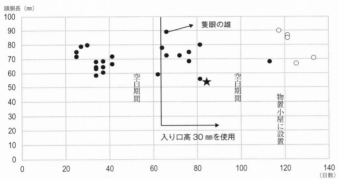

図5　前期捕獲の雄の散布図
横軸は捕獲までの日数を表し、縦軸は頭胴長を表している。●は鶏舎、○は物置小屋での
捕獲である

　物置小屋では隻眼のボスと変わらない大きさの雄が数頭捕
まっている。最初はこの中にボスがいるのではないかと疑って
みたが、力の拮抗する雄が仲良く捕まっているのだから、ボス
が含まれているとは思えない。すると、もっと大きい雄がどこ
かにいて、ボスとして君臨していることになる。一列に並ぶ小
屋のうちのどこかにとても大きい集団があるのなら、是非そこ
で捕獲したいとその時に思った。
　謎解きをするための手掛かりが欲しいと思い、過去に行われ
たハツカネズミに関する研究報告を調べてみることにした。東
京にある国立国会図書館まで足を運んで過去の論文を調べたの
だが、ハツカネズミの生態に関する記述がほとんどない。西欧

諸国では数多くの論文が出されているのだが、日本ではハツカネズミの生態に関してはまだ解明されていない未知のこととして紹介すらせず、永く放置されていたことになる。手掛かりはデータの中にしかないので、データを分析することで自由に発想を飛ばし、自力で謎解きをするしかないと思った。

　生き物の行動には、理由付けのできない無駄な行動はない。言い換えると、長い年月を経て集団の中に残ってきた1つひとつの行動には、生きていく上で有利に働く理由があり、なるほどと思えるような説明を加えることができるはずなのだ。

　クマネズミとドブネズミ同様、家族単位ではハツカネズミも集団行動をしているはずだと、私は当然のように考えている。そしてその集団を維持するために有利なルールも当然あるはずだが、今までの経験と知識では説明どころか想像することすらできなかった。謎が一気に多く出現し、それらが複雑に絡み合っているように感じたからである。観察されたことは事実に違いないので、新しく仮説を立て、組み立てて解釈を加えていくしかない。ヒントは手元のデータに隠されているのだから、ファンタジーが大好きなおじさんにとって、この成り行きは楽しくて仕方がない。複雑な知恵の輪を手にした子供が目を輝かせて取り組もうとしている様に似ている。随分と考えた。例え妄想だと言われても何故だろうと考えることは無意味ではないはずだ。まず、いくつかの疑問について考えてみた。

疑問1　黒い大きい雌個体は捕獲当初目撃した個体と同じ個体だろうか？

　科学的に証明できないことは重々承知している。しかし、こいつだ。こいつに違いない、と内心思っている。その理由をいくつか挙げてみると、前期と後期合わせて160頭捕獲したうち、黒個体は5頭しかいないのだ。出現率は32分の1の確率で、そ

うそう目撃できる個体ではない。雌特有の多量の尿マーキングを行っていたことから雌だと予想していた。しかも、捕獲具内で尿マーキングを行っていたので、他のエリアから来た個体だと予想していた。鶏舎に最も近い場所で捕獲された。そして、本当にハツカネズミなのだろうかと疑う位に大きい個体だったこと等がその理由である。すべてを満たせる個体なので、同じ個体である可能性が極めて高いと判断した。すると、物置小屋からはるばるとやって来たことになる。可能性として考えてはいたが、まさかと言う思いも強く、何度も眉が吊り上がった。

疑問2　幅13mの未舗装の道路を横断して、集団で移動することは可能か?

　鶏舎では、雄が捕獲されない期間中に雌だけの個体群が捕獲されている。その中に隻眼のボス以外の雄と交配して妊娠した雌がいたのだから、他のエリアから集団でやって来たことは間違いない。物置小屋から集団でやって来たのだろうか。乳頭がはっきりしている雌と離乳前の5g以下の雌の子まで3頭も含まれていた。離乳前の子はパンの匂いに魅せられて捕獲具に入ったというよりも、母親にくっついて行動していて、捕獲具に入ってしまったと考える方が自然だろう。すると、一緒に行動していたのだから、授乳中の雌と離乳前の雌3頭は親子の可能性が大である。では、親子揃ってはるばる物置小屋から来たのだろうか?　そんなとんでもないことが可能かどうか、考えてみた。

　ハツカネズミにとって幅13mの未舗装の道路は、人間にとってどれくらいの距離だろうかと計算してみる。人の平均身長を170cmとすると、ハツカネズミの平均身長が7.5cmなので約23倍である。例えば1cmの小石はハツカネズミにとって23cmの大きな障害物になる計算だ。これと言った目印の無い障害物だら

けのごつごつした場所を、離乳前の幼子を連れておよそ300m、暗闇の中を集団で移動しなければならない。人ならば、幼子を背中に負ぶってでも連れて行けるだろうが、ネズミの場合どうなのだろう。そんなふうにして連れて行くことは可能なのだろうか。

このように隊列を組んで時間をかけて移動する行為は集団行動だ。どこへ何をしに行くのかわからないのに、ただ何となくついて行く奴はいないだろう。ハツカネズミにとって大きすぎる小石を含んだ砂利道が13mも続くなか、経験豊富な雌に誘導されるまま、ただついて行くだけの行動ではあるが、大変な作業に違いない。離乳前の3頭の雌の子たちははぐれないように、脇目も振らずにくっついて行進していたことが想像される。そもそも、このような行進をすることがあるのだろうか。

以前、粘着シートでハツカネズミを捕獲した時に面白い様子を観察したことがある。大きい個体の後に、続けて小さい個体が5～6頭ほど捕まっていた。写真として残していないがとても面白い光景だったのでよく記憶している。当時は親と一緒に行動している子たちが続けて捕まったとしか考えていなかったが、親子でなかったとしても、1頭の経験豊富な個体の後に子たちが隊列を組んで一緒に行動していたのは間違いない。

13mをまとまって移動行進をするためには、強い忍耐力と相互の個体間に強い信頼関係が必要だが、5月13日に捕獲した一塊の個体群がその存在を証明している。彼らは長時間の集団行動も可能だろうと思えるほどしっかりとくっ付いていたからだ。体の大きいクマネズミでも、親からいろいろと学ぶために子がくっついて行動することはあるだろうが、ハツカネズミの体はとても小さい。親が子に餌場を教えるとしても、餌場が遠い場合は隊列を組んで離れずに移動しないと、子たちはぐれてしまう可能性が高いのだろう。つまり、ハツカネズミは集団で長距

離を移動する時には、子たちがはぐれないように必ず隊列を組んでいるとした方が自然ということになる。しかし、そのように移動することがあったとしても、離乳前の小さな子が物置小屋から未舗装の道路を渡ってはるばるとやって来られるとは、どうしても思えない。実に悩ましい。8頭の雌たちは共通の目的を持って鶏舎まで集団行動をしていたことになる訳だが、どのような集団だろうか。そして、何故雄がいなかったのだろう。

疑問3　なぜ20gを超える雌が5頭もいたのか。そして、設置してすぐに捕まった個体群の中に、何故雌個体が多く雄の数が少ないのか。

この疑問について考えている時に、ある1つの仮説を立てれば、いくつもの謎が解けることに気が付いた

最初に鶏舎で捕獲した個体群が平均的なハツカネズミの個体群だとすると、物置小屋で捕まった雌たちは、解析するまでもなく、見た目だけで大きいとわかる個体が多かった。なんらかの原因を用意しないと説明ができない。そこでいくつか仮説を立ててみた。

仮説1　雌は雄が行った尿マーキングの影響を受けない。ボスが行う尿マーキングの行為は、他のエリアから雄が侵入してくるのを阻止するためのもので、雌は影響を受けない。

ハーレムの主であるボスは他のエリアの雄の侵入に対して積極的に攻撃を加えるが、雌に対しては寛容だという考えだ。そうだとすると、いくつかの謎が一気に解けた。

私の推測である。

縄張りに入ってくる雌は拒まないということを知っている物置小屋の大きい雌たちは、頻繁に他のエリア、この場合鶏舎ま

で行って餌場荒らしを行っていた。ある日、黒くて大きい雌仲間が口元からとても良い匂いをさせて戻って来たので、我も我もとパン目当てに雌だけがやって来るようになった。パンは飼料粉砕機周辺に落ちている餌よりも栄養価が高く、しかも比べ物にならないほどおいしい。鶏舎の雌はパンの恩恵をそれほど受けることもなく捕まってしまったので、体重が増加する暇もなかったのだ。

　雄が捕獲されなかった約1カ月の間には、捕獲できなくても入り口周辺のパンの小片は常に食べられ続けたので、その都度補充され続けていた。しかも、2回目の改造を行った捕獲具の入り口にはパンの小片が沢山置かれている。こうして、長きにわたってパンを食べ続けることができた個体、すなわち物置小屋から来た雌たちだけが、結果として太ってしまったのではないだろうか。人間でも脂っこくておいしい物をたらふく食べるとすぐに太ってしまう。長期間食べ続けたことで、体格まで大きくなったのかもしれない。

　強い雄が作った尿マーキングが目に見えないバリアーの働きをしていて、攻撃されることが分かっているから、他集団の雄は重要な餌場の鶏舎まで行けない。過去に行けなかったのだから、一緒に行きたくても、それができない。ボスは、うれしそうに口元からパンの臭いをプンプンとまき散らしながら帰ってきた雌たちを迎えて、彼女たちをはらませることしかできなかったのだ。

　こう解釈すると、雌たちの方が雄たちよりも体重が大きく頭胴長まで大きかった謎が解ける。そして、当然のように季節外れのベビーラッシュが起きた。捕獲具内で出産した個体が2頭いることも、パンを食べ始めて栄養状況が急に良くなったからだと考えると分かりやすい。

　勝手な解釈ばかり重ねているが、雌は雄の作った尿マーキン

グに影響されないとすると面白いように辻褄が合って来るので、さらに続ける。

ハツカネズミの社会はある意味人間社会とよく似ている。他のエリアから尿マーキングを気にせずに雌が入ってくることがあっても、かわいい雌はウェルカムで攻撃されないなら、当然のように雌は侵入を繰り返すだろう。捕獲した個体の中に尾の切れた個体が雄雌共に1頭ずついた。雄が後ろから攻撃される理由は分かるが、雌にも1頭いたのだ。もしかすると、侵入してきた雌を追い出すのは雌の仕事かもしれない。そして、雌の親が雌の子だけ連れて行動している場合は雄から攻撃されにくいのだと仮定すると、雌だけで行動することの理由付けができる。雄が混じっていると攻撃の的にされかねないからだ。他のエリアの餌場を荒らす時にだけ特別にチーム編成をしていたのかもしれない。

では、小さい時から雌ネズミ同士が一緒に行動することが多いとすると、大きくなってもお互いを認識することは可能だし、連携して行動することもあるだろう。物置小屋で妊娠経験のある大きい雌が揃って捕獲されたのも、このような経過を経てきたと考えれば、なるほどと納得できる。

雄は競争に勝ち残った強い1頭さえいれば繁殖行動に支障をきたすことはない。競争相手になりそうな雄は積極的に排除するが、雌は子孫繁栄のために必要な存在なので、多くても構わないのかもしれない。ハーレムを作るといった他のネズミには見られない特殊な社会構造だから、このようにハツカネズミ特有のルールが多く存在していたとしても不思議ではないだろう。単に、我々が知らないだけなのだ。同じネズミであっても、社会構造の異なる種ごとに、それぞれの種特有のルールが多く存在するとした方が自然なように思える。

疑問4　黒個体は何故鶏舎で捕獲できなかったのだろう、そして、何故これほど多くの大きい個体が捕まったのだろう？

　捕獲しやすいと思われているハツカネズミでも、設置場所によってはなかなか捕獲できない場合が多い。そもそも、ネズミが立ち寄る場所に仕掛けを設置しなくてはいけないし、捕獲具の入り口に置いたパンの小片だけ食べて捕獲具の中に入ってくれない場合などには、何故だろうと考えてしまう。今回は設置してすぐに多くの個体が捕獲できたのだが、これもやはり何故だろうかとつい考えてしまう。

　疑問に対して、続けて仮説に従って解釈を加えてみた。この黒い個体が捕獲当初目撃した個体だとすると、何故鶏舎で捕まらなかったのか。そして、巣になりそうもない場所で何故捕まったのか？　私はこう推測した。

　まず、物置小屋にいる個体の中に、もう既にこの怪しい箱とその中のパンを認識している個体が複数匹いたのだ。それは、大きい黒個体だけが特別な存在だとは思えないからだ。多くの雌個体が鶏舎まで遠征して来ていた。他のエリアに行って餌場を荒らす時に、怪しい箱の中にまで入って餌を食べる行為は危険を伴う。餌付けのために用意した複数匹捕獲の仕掛けは入りやすい構造で、入ってすぐのところにパンがある。だから、大きい黒ネズミはパンのおいしさに驚き、入ってすぐにマーキングを行った。このマーキング行為は餌場荒らしを行っている仲間に対して主張するためのものだったかもしれない。定期的にパンが持ち込まれるので、尿でべとべとになるまでマーキングを行ったのだろう。

　連続捕獲具の中には食パン1枚が入っていてすごく良いにおいがあたり一面に漂っている。しかし、連続捕獲具の中にあるパンを食べるには狭い通路を通って奥の部屋に行く必要がある。

餌場荒らしを行っている身としては躊躇せざるをえない。狭い通路の奥でそのエリアの個体と遭遇した場合すぐに逃げることができないからだ。そこで仕方なく、捕獲具の入口に必ず置いてあるパンの小片を食べるのが主たる目的になっていた。たびたび鶏舎に行って餌場を荒らした経験のある雌たちが、ある日、主に行動している安全なエリア、この場合物置小屋でいきなり見たことのあるパンの入った箱に遭遇した。入りたくてもなかなか入ることのできなかった箱だ。そして雌たちは警戒することもなく入ってすぐに捕まった。

　これで、多くの大きい雌たちが物置小屋ですぐに捕獲できた謎が解けた。

　また、巣になりそうもない場所で多くの大きい個体が捕まった理由についてはこう考えた。物置小屋に隣接する一続きの小屋のどれかに巣があったとして、物置小屋は鶏舎へ行くまでの移動経路の途中にあって必ず通る場所だったのだ。顔見知りの雌同士がそろって餌場荒らしをするために決まって物置小屋を通っていたと考えると、これもなるほどと思ってしまう。大きい雌個体は妊娠中であったり、子育て中であったりして、沢山食べる必要がある。お互い、すぐにお腹がすいてくるから大変ねー等と会話していたのかもしれない。

　こうしていくつかの謎が解けたのだが、謎解きをしている間に新たにいくつかの疑問が発生した。解けずに残った謎がまだ多く残っているので、その謎解きのためにも疑問に対して私なりの解釈を加えてみた。

疑問5　物置小屋で雌の幼個体が捕獲できなかったのは何故か。

　設置してすぐに捕まった個体群の中に、小さい個体が2頭（82mm 15.8g、81.5mm 12g）いた。どちらも妊娠中の雌だったの

で、繁殖可能な成体ということになる。後で述べるが、頭胴長が75mm以下の雌に妊娠経験のある雌はいなかったので、75mm以下の雌は繁殖行動が許されない幼個体の雌ではないかと考えた。鶏舎では75mm以下の雌個体は31個体中18個体と6割近く捕獲できたのだが、物置小屋で捕獲した8頭の雌のうち、最小の雌の頭胴長が75mmだった。75mm以下の雌は物置小屋にいなかったことになる。何故だろう？　物置小屋では6月24日から7月24日まで約1ヵ月設置し続けたのだが、75mm以下の未成熟な雌は捕まっていない。3日に一度点検に行きながら1ヵ月間観察し続けた結果なので、これは信頼できる。これほどはっきり結果が出てくると、不思議だと言うしかない。

　理由を推測してみた。

　同じ場所に捕獲具を設置してすぐに揃って捕まっているので、餌場を共有する仲の良いグループだと思われる。成熟した雌同士が、たぶん同じ集団内の雌同士なのだろう。ちょうど人間社会で言うところのお茶のみ友達のような関係にあって、絶えず情報交換をする親しい間柄にあった。餌場荒らしを行う行為は危険を伴う行為なので、主に大きい雌だけに許される行為だから、成体として認められない雌は仲間に入れてもらえなかったのだろう。

　疑問6　6/12〜6/17に鶏舎で捕まった雌だけの個体群は他のエリアから来たはずだ。では、何故その中に離乳前の個体3頭（5g以下）を含む妊娠経験のない個体が6頭もいたのか。危険を承知の上で子たちを連れて来たことになる。

　図4で、雌だけの個体群が捕まった時期について見てみると、鶏舎にいる個体群の大半が捕まった後であることがわかる。そして、捕まる前には10日ほどの空白期間がある。乳頭のはっき

りした雌と５ｇ以下の雌３頭が親子だとしか思えないので、親
子だとして私なりに推測してみた。

いつも餌場荒らしを行っていた仲の良い２頭の雌が、餌場周
りの異変に気が付き始めた。いつもにらみ合っている住人たち
がいなくなって気味が悪いほど静かになっている。しばらく
様子を見ることにしたが、どうもいなくなったようだ。そこで、
次に来るときには子供たちを連れて来ることにしようと考えた。

十分安全を確認した後に親が子を連れて来たという解釈だ。
しかし、雌だけの個体群が物置小屋からはるばるやって来たか
どうかについては不明のままだ。物置小屋で75㎜以下の雌幼個
体が捕まっていないし、５ｇ以下の小さい個体まで未舗装の道
路を横断できるとはどうしても思えない。

残された数少ない証拠を基に、何が行われていたのかを推理
しようとした。理解されないと思うが、これが結構楽しい。観
察結果から想像できる彼らの行動はどれを取っても初めて目に
する行動ばかりで新鮮に感じたからである。そして、思ってい
た以上にハツカネズミの社会が複雑なのが分かったこともある。

太って大きく育った雌たちが巣になりそうもない場所でいき
なり沢山捕まった。そして、季節外れの時期に２頭の雌が妊娠
していて、捕獲具の中で出産した雌が２頭もいる。こんな不思
議な状況をみて、謎が続出したのだ。データは数字が並んでい
るだけだが、並べ替えてグラフにすると規則性を見つけ出すこ
とがある。仮説を立てて並べ方を変えグラフにすると、また別
の仮説が見えてくる。いまだに解明されていない未知の領域が
あったとして、知らない間にそこに足を突っ込んでいるのでは
ないかという、わくわくした思いが強い。

3章　平均的なハツカネズミ集団の姿

　少ないデータを元になんとかハツカネズミの謎を解こうとした。幾種類ものグラフを作って何故だろうと考えてみたが、個体数が少ないとグラフも信頼性に欠ける場合が多い。推論を重ねるにしても土台になる確かな物が無ければ話にならない。そこで、論文として既に報告されているいくつかの基礎研究を手掛かりに、当初の目的であった平均的なハツカネズミ集団について一から調べなおすことにした。ハツカネズミの日常が不明なままで不可思議なハツカネズミの行動を理解しようとするのはとても困難であることが分かったからだ。

1　とても重要なグラフ

　雌だけの個体群は他のエリアから餌場荒らしをするために移動してきた集団なのだから、元から鶏舎にいた個体群ではない。すると、鶏舎で捕獲した集団の中から雌だけの個体群を除いた集団は、鶏舎を根城にしている集団だということになる。捕獲した雌の総数は22個体で、雄の総数は23個体、ほぼ同数になり、不明の4個体を加えるとおよそ50頭の集団だ。4カ月以上継続して捕獲を行ったのだから、鶏舎に元から住んでいた個体のうち、ほとんどの個体を捕獲して得たデータと言って良いだろう。ドブネズミの捕獲例と同様

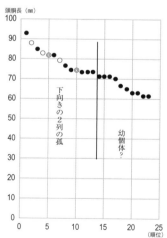

図6　鶏舎前期に捕まった雌（雌だけの個体群を除く）を頭胴長の長い順に並べた。○は妊娠経験のある雌を表し、◎は妊娠中の個体を表している

に、誰も手にしたことのないとても貴重なデータに違いないと思ったので、この集団について詳しく調べることにした。

　まず、雌だけの個体群が物置小屋から来たのではないかという疑いが常にあったので、そのことを証明しようと思ってデータをこねくり回している時に、図6のような規則的な形をしたグラフを発見した。鶏舎で捕獲した雌ネズミを頭胴長の長い順に並べただけの単純なグラフだが、面白い形をしている。下向きの弧が2つ現れていて妊娠経験のある雌は2列の弧の中にしかいない。これを見てすぐに素朴な疑問が浮かんだ。何故下向きの2列の弧が現れたのだろう。体重の順に並べてもこのような形にはならなかった。捕獲した時期は3月下旬から6月初旬までの2カ月間なので、ある時期の集団の姿を忠実に表しているはずである。

　出産時期の異なる3つの個体群に分けることができるのではないか。そして、育ち具合に差が見られる、頭胴長71mm以下の10頭の個体群は最も遅く生まれた幼個体群ではないかという疑いを持った。

　次に雄の場合（図7）。

　雌のような下向きの2列の弧は出て来なかった。雄と雌がほぼ同数産まれるのだから、幼個体かもしれない雌と同じ時期に生まれた個体群は、2つ目の不連続な箇所より下位の12個体の可能性が高い。それ以外の

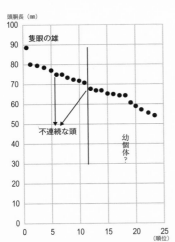

図7　鶏舎前期に捕まった雄を頭胴長の長い順に並べてみた。縦軸は頭胴長を表し、横軸は順位である

11頭を１つ目の不連続な箇所で分けると、分けられた２つの個体群の数は雌に見られた２つの下向きの弧の個体数に近くなった。不思議と一致する箇所があったので、何かが潜んでいる気配を感じた。私は直感を大切にしてこだわり続ける性格なので放置できない。この場合頭胴長順に並べた時にだけ２列の弧が現れたのだから、まず頭胴長について詳しく調べることにした。

２　頭胴長について

　例えば、野ネズミたちのように春と秋に出産が集中したとして、産まれた時期の違いが回り回って不連続な頭胴長の差になって現れることがあるのだろうか。わずかな差だがとても気になった。半年毎に出産が集中していて３つのグループに分けることができるなら、単純に計算して寿命は１年半から２年ということになり、世間で思われている妥当なハツカネズミの寿命に落ち着く。

　ネズミの年齢を表すのには日齢または月齢という単位を用いる。年齢では細かく表せないからだ。ネズミの月齢を比較する時に、今まで主に目安として使われていたのは体重である。体重なら、簡便な秤を持参していれば野外でも生きたまま測定することができるので、軽い個体は幼個体で、重い個体は成体だろうくらいのことを比較するために体重を測定する。幼個体と成体を区別するために大雑把な目安として体重を用いるのだが、今回問題にしているのは簡単に測定できない頭胴長の方。頭胴長を調べるには、押さえつけて測定するか標本にして測定するしかない。野ネズミを標本にするには許可が必要で、野ネズミたちをそう無暗に殺すわけにはいかない。頭胴長に関するデータが少ないのは、野外調査を行う時に生きたまま測定することが難しいからである。

　調べて行くうちに、国立国会図書館に頭胴長に関する報告文

があることを知ったので、私は東京まで足を運び、ついでに多くの論文も参考のために合わせてコピーして持ち帰った。

　持ち帰った報告文の中に、1978年に荒井秋晴．白石哲両氏によって報告されたオキナワハツカネズミに関する数種類の成長曲線があった。繁殖させて得た子ネズミ数頭を育て、数日おきに子ネズミを押さえつけて頭胴長を測定し、生後150日間の頭胴長の変化を成長曲線にしてまとめている。その成長曲線を見ると、生後1カ月で頭胴長は急激に成長しておよそ70㎜に達した後1カ月ほど増減があり、およそ生後2カ月で頭胴長の増加は一旦止まっている。その値はほぼ75㎜。

　私が注目して特に面白いと思ったのはその後の成長ぶりである。その後、僅かずつではあるが雌雄共に頭胴長は増加し続けていたのだ。人の場合は一旦成長が止まると身長は二度と増えることはない。イヌもネコも、身近な生き物の中にずっと成長し続ける生き物などいない。だからそんなものだと思っていたのだがハツカネズミでは違っていた。よくよく考えてみると、人のように繁殖能力が備わった後に成長が止まってしまうなら、89㎜の隻眼のボスが大きく成長していることも、アマゾネスを連想してしまうほど大きい雌がいることも実に不思議だと言える。僅か2カ月の間に100㎜を越えるまで一気に成長するとは思えないからだ。

　雄も雌も一旦成長が止まった後で、緩やかだが僅かずつ同じ割合で成長し続けている。雄の場合、一旦成長が止まった後で争いに勝ってボスになり、緩やかな成長であったとしても、他の個体より長生きして成長し続けているから大きくなったのだと考えると納得できる。ほとんどの生き物とは違うこのような成長の仕方は、とても面白いことなのだが、今まで誰も気が付かなかった新しい発見である可能性がある。

　分かりやすく例えるなら、人の世界でもし成長が止まらない

人がいた場合、その人は巨人症と呼ぶホルモン異常の病気の者として扱われる。身長が２メートルを超えてまだ成長し続けて身長が伸び続けるのだから、通常では起こり得ない珍しいケースと言って良い。その有り得ないような成長が、ハツカネズミの世界では普通に起こっていることが分かったのだ。生まれつきボスになる宿命を背負った雄がいて、生後２カ月ほどで一気に89㎜にまで成長することがあるのなら話は別だが、そんなことはないだろう。

　また、成長し続けるネズミついて考える中で、もう１つ思い出したことがある。

　大阪にある関西国際空港ができて間もない頃、大阪府ペストコントロール協会に所属する業者が、揃って関空のドブネズミ駆除をすることになった。最も大きい個体を捕獲した人に賞金が出ることになったのだが、その時の記録は600ｇを越えていた。その場に立ち会っていなかったので分からないのだが、単に太り過ぎただけの個体なのだろうか。以前私が捕まえた300ｇのドブネズミに300ｇの脂肪をくっ付けて想像してみたのだが、動けそうもない体型になってしまう。

　やたらでかいクロマグロが釣り上げられて、初競りで3.3億円の値がついて競り落とされた例もあるが、肥満体質の太り過ぎたクロマグロが大海原を生きていける訳がない。魚類は成長し続けていると考えて良いだろうし、長生きしているから大きくなったのだろう。魚拓を残して釣果を競い合うのも、哺乳類には見られないこのような魚類特有の性質が関わっていると考えて良い。

　600ｇのドブネズミも肥満体質の単に太り過ぎただけのネズミとは考えにくい。難波の繁華街で深夜に猫ほどの大きさのドブネズミが目撃されたと聞いたことがある。猫ほども大きいドブネズミなどいないだろうけれど、クロマグロと同じように長

生きしていて、大きくても俊敏に動いていたと解釈して良さそうだ。そう考えると、ドブネズミもハツカネズミと同様に成長し続けているネズミと認定して良いように思える。逆に言うと、600ｇの成長し続けているドブネズミがいたのだから、このことを傍証としてとらえて、ハツカネズミのことも成長し続けるネズミだと考えても何ら不思議ではない。

　ドブネズミはハツカネズミと同様に実験動物として飼育されることが多いので、これも実験で確認することができる。機会があれば是非確認して欲しいものだ。少し長くなったが、一旦成長が止まった後でも成長し続けていることが、この後の話を進める上でとても重要になるので付け加えた。

『マウス・ラット実験ノート』によると、生まれてから20〜30日で離乳し、40〜60日で繁殖可能になるということなので、生後１〜２カ月間は繁殖能力がまだ備わっていない幼個体だということになる。この成長曲線が手に入ったことで、重要なことが２つ分かった。

　１つは、飼育下での結果なのでこの数値は目安にしか過ぎないが、およそ１〜２カ月の間に急に成長して75㎜ほどの大きさにまで育つこと。成長が一旦止まるまでの期間と繁殖能力が備わるまでの期間が共に１〜２カ月と一致しているので、およそ75㎜の大きさにまで成長するのに１〜２カ月かかり、それまでは繁殖能力が備わっていない幼個体ということになる。私の捕獲結果でも、およそ75㎜以下の雌に妊娠経験雌がいなかった事を合わせて考えると、図６の育ち具合に差が見られる71㎜以下の10頭の雌個体群は生後２カ月未満の繁殖能力の備わっていない幼個体群だと解釈して良さそうだ。

　２つ目は、生後１〜２カ月の幼個体の時期が過ぎて成体になった後、頭胴長は僅かずつだが月齢に比例して緩やかに増加し続けているということ。成体になった後の頭胴長の増加量が

その個体の月齢増加量に比例しているのだから、図6、7のように頭胴長の長い順に並べた場合、幼個体以外の成体の並び方は月齢順の並びとほぼ同じだということになる。人で例えると、大勢の人に背の高い順に並んでもらうと、ほぼ年齢順に並んだことになって最長老のお爺さんとお婆さんが最も背が高い場所に立っている、と考えると分かりやすい。そんな馬鹿な、と思えるような成長がハツカネズミの世界で起こっていることが分かったのだから、まずそのことをしっかりと抑える必要がある。

　人とは随分異なった成長の仕方をしていることが成長曲線から分かったのだから、東京嫌いを貫き通している私が東京まで出かけて行っただけの甲斐があったと言うものだ。

　図6と図7が月齢順に並べたのとほぼ同じなら、不連続な部分があるのはその部分前後に月齢に開きのある個体が並んでいることを示している。

　図6の雌の場合、幼個体と判断した10頭とそれ以外の成体との間にある不連続な頭胴長の差は、雄と比べて差が大きい。雌の場合はっきりと読み取れた不連続な頭胴長の差が、雄の場合では差が少なく分かり難いのだとすると、図7で成体とみられる雄個体群を2つに分ける場合、5番目の雄と6番目の雄の間にある差は、僅かな差であっても意味のある差だと判断して良いことになる。そこで、

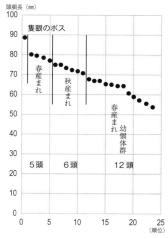

図8　鶏舎前期に捕まった雄を頭胴長の長い順に並べてみた

頭胴長の長い順に並べた場合にできる不連続な部分は、春と秋に出産が集中する傾向があって出産時期に開きがあるためにできた月齢の差だと解釈した。

　そこで、23頭の雄は出産時期の異なる３〜４つのグループに分けることができると考えて、分かったことを図７に書き加えてまとめてみた（図８）。

　雌についてもまとめなおした（図９）。

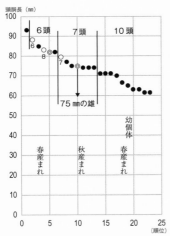

図9　鶏舎前期に捕まった雌（雌だけの個体群を除く）を頭胴長の長い順に並べた。○は妊娠経験のある雌を表し、下の数は産児数を表している。◎は妊娠中の個体を表している

　私の解釈通りだとすると、季節毎の繁殖状況までわかるのだから、すごいグラフだということになる。面白くなったので、より詳しく調べることにした

　生後２カ月未満の幼個体たちを捕獲したのが３月中旬から６月初旬までの約２カ月だから、幼個体たちはすべて暖かくなってから産まれた春産まれということになる。幼個体の数が分かっていて、妊娠経験のある３頭の雌が産んだ子の数まで分かっている。そこで、この３頭の雌が幼個体たちの母親ではないだろうかという疑問が生じた。調べるためには、１頭の雌が産む子の数、産児数を調べなければならない。そして、不明として処理した４頭のことも気になる。

3　集団内の母親の数と幼個体の数

　前期と後期を通じて妊娠経験のある雌は29個体いるので、それらの胎盤痕と胎児数を調べた。胎盤痕とは出産後に胎盤に残った痕跡のことであって、その数を調べると雌が何頭の子を出産したのかが分かるのだそうだ。

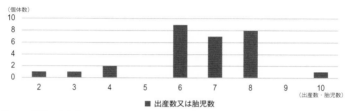

図10　横軸は出産数又は胎児数を表し、縦軸は個体数を表している

　6〜8頭の子を出産している頻度が最も高く、1回の出産で平均6.7頭の子を産むことが分かった。次に、正確を期すためには、捕獲初期に捕まえた不明4頭を無視するわけにはゆかない。

　捕獲し始めて直後に捕獲した4頭は解析されたデータとして残っていない。初めに大きさの異なる2頭を捕獲したことは記憶している。その後3月28日に2頭を捕獲した後で松山に出張することになっていた。松山には捕獲したネズミを保存するための冷蔵庫がある。2頭を冷凍保存するつもりで松山まで運んで行った。解析できていないのだが、体重を測定した2頭の個体の体重は6.7gと7.4gであった。腹部を見れば雄と雌の区別が可能である事を知っていたので2個体の腹部を写真として記録した。専門家に見てもらうと雌の可能性が高いとのことだ。体重から判断すればこの2頭は幼個体の雌だろう。不明扱いとしていたのだが、雌の幼個体数は2頭増えて12頭になり、幼個体数の合計は24頭になる。

　24頭を1頭の雌の平均産児数6.7で割ると母親の数は約3.6頭だ。母親の数が3頭では少なく4頭である可能性が出て来た。

不明として処理し、記録として残っていない残りの２頭のうち１頭が大きかったことを記憶しているので、仮にこの１頭が妊娠経験雌だったとすると、親の数は４頭になる。しかし、◎で示した妊娠中の雌２頭のうち１頭が春に出産している可能性も残っているので、確かなことは言えない。残っている手掛かりは、雄には見られない下向きの２列の弧のみだ。何故雌にだけ現れたのか、その理由について考えた。

4　下向きの２列の弧

　雄と雌の違いは出産するか否かである。人の場合女性は出産を契機に太ってしまうことが多いが、ネズミの場合は太るだけではなく頭胴長まで増加するのではないかと考えた。他の理由が思いつかない。そこで、推理をさらに進めるために新しく仮説を立ててみた。

仮説２　出産を経験すると出産を契機に頭胴長が増加する。
**　　　　（これは実験によって確認できる）**

　この仮説も、実験で確認できる事とは言え、とんでもない仮説だ。出産を経験する度に背が高くなる女性などいないのだから、ヒトと比較した場合思考がストップしてしまう。しかし一方で、このように出産後に頭胴長が増加するなら、物置小屋で捕まった雌たちが馬鹿でかくなった理由も妊娠経験のある雌が多かったからだと説明できる。やはりハツカネズミは変わった成長の仕方をする生き物だということにしないと、図８と図９の違い、雄と雌の成長の違いをうまく説明できない。

　出産を経験した雌は出産後に太ってしまって大きくなり、同じ時に生まれた妊娠未経験の雌より順位が上になったと解釈してみた。例えば、図６の７頭の子を産んだ７番目に大きい雌はそのようにして大きくなった雌なので、本来の位置より順位が

上になってしまったと言う解釈だ。すると、7番目に大きい雌が出産を経験しなかった場合、6番目までの雌と7番目以降の雌の間に雄と同じような不連続な成長の差が現れる。

　〇で示した2番目と4番目に大きい雌も出産後に大きくなり、妊娠未経験の雌との差が大きくなったので、結果として下向きの2つの弧ができたのだと解釈する事ができる。すると、妊娠と出産の影響がなければ雌も雄と同じ様な並び方になって成長の差が現れるので、幼個体以外の個体群を雄と同じように2つのグループに分ける事ができる。不連続な箇所で分けた場合の雌雄の個体数がそれぞれ近い値なので、既に図に示している通り幼個体以外の2つのグループは出産時期の異なる個体群だと解釈する事ができる。そこで、図に示している通り雄雌ともに出産時期の異なる3つのグループに分ける事ができると解釈した。

　春と秋の2回の時期に出産が集中する傾向があるとする。そして、夏と冬の最も厳しい時期に出産する雌が少ないのであれば、出産を休止した期間の成長の差が頭胴長の不連続として現れる。同じ時期に生まれた子でも育った環境の違いと妊娠経験の有無によって成長に差ができるが、半年間の差の方が大きい。その半年間の成長の差が雄の場合には頭胴長の差になって現れ、雌の場合では2つの弧の形になって現れると考えた。もちろん、同じ環境で育った家族集団に現れる特徴なので、育った環境の違う個体が混ざっているときれいな形にはならないはずである。パンの影響を強く受けて大きくなったグループとあまり影響を受けていないグループの2つがあった場合、2つのグループが混ざっていれば2つの弧はきれいな形にならないと考えた。実際に雌だけの個体群を含む鶏舎全体で同じ操作をした時に、このきれいな弧は表れなかった。

　妊娠を経験した雌がすべて大きくなると仮定すると、図6で

◎で示した妊娠中の2個体は出産時期の違うそれぞれのグループの中で特に大きいとは言えないので、初産の可能性がある。すると、当然の事だが幼個体たちの母親である可能性は低い。

幼個体たちの内訳は雄12頭と雌12頭であり、1頭の雌が生む子の数が平均して6.7頭なのだから、母親の数は4頭である可能性が高い。そして、幼個体たちの母親は○で示した3頭と不明4頭のうちの1頭である可能性が高いと解釈した。繁殖可能な雌が13頭いる中で春に4頭の雌がまず出産。そして子たちが成長を始めているのに、新たに妊娠未経験雌2頭が妊娠している。妊娠中の雌が予定通りの妊娠だとしても、時候の良い時期に繁殖可能な雌の半数以上が出産していないことになる。

後で詳しく述べるが、この2頭の妊娠中の雌はパンの影響で予定外の時期に妊娠した雌ではないかという疑問が新たに生じた。何故なら、この2頭の雌の出産で幼個体数がさらに13頭ほど増える事になる。図9のように出産時期毎の個体数が推移しているのだとすると、急に幼個体数が増加することは不自然なことだ。

5　繁殖状況と個体数の変動

総個体数は餌の量によって制限される。既に述べているが、あるビルで粘着シートを使ってクマネズミを捕獲した時に、一晩で45頭ほどを捕獲した事がある。捕獲できなかった数を合わせると100頭を超える集団だ。とんでもない数のクマネズミが生息していたことは間違いない。餌が豊富にあれば個体数は制限されることなく繁殖を繰り返して増えるものだと思っていた。

しかし、ハツカネズミの場合、鶏舎のように常に餌が豊富にあったとしても無制限に増えている訳ではない。仮に妊娠中の2頭の雌が予定外の妊娠だとすると、春の繁殖時期に繁殖可能な雌のおよそ3分の2が出産していないからである。この割合

で妊娠すると、春と秋の２回妊娠機会があったとしても、半数以上の雌が妊娠しないまま成長し一生を終えることになる。物置小屋で捕まった雌たちの方が異常な繁殖状況だと解釈すべきであって、野生状態では総個体数が増えすぎないように計画して出産していると考えて良いのではないだろうか。そこで、野生状態での繁殖状況について調べてみることにした。

　出産を経験した雌が出産を契機に大きくなると仮定した場合、図６で春産まれと記された６頭の成体のうち、最も大きい雌は妊娠未経験なのに２番目に大きい出産経験雌より明らかに大きい。妊娠を経験していないのに集団内で飛びぬけて大きいのは不自然となるため、図９で区分したように、例外的に長生きした出産時期の異なる１頭と解釈するのが妥当だ。すると、春産まれと区分した６頭は秋生まれ１頭と春産まれ５頭に分かれる。図７の雄の場合も隻眼のボスは飛びぬけて大きい。このボスも長生きしていると仮定すると、雄も出産時期の異なる１頭と春産まれ４頭に分ける事ができる。

　出産時期ごとの個体数は雌の場合（12→７→５→１）と減少し、雄の場合（12→６→４→１）と減少している。このことから出産した雌の数が（４→３→３→？）と変動していると解釈する事ができるのだが、計画して出産しているとした場合、出産する雌の数は時期によって変動するより安定している方が良いのではないかと思って過去の報告を調べてみた。

　1983年に高田靖司氏が休耕地で行った捕獲結果に私の結果と同じような個体数の減少傾向が見られた。捕獲した個体の目のレンズを測定する事で個体毎の月齢を調べ、月齢ごとに個体数がどのように変化しているかを調べた報告なので信頼できる報告だと思われる。高田氏の報告によると、幼個体（日齢15〜51日）が最も多かったのだが、死亡率が0.65と高く個体数が急に減少しているとある。原因は不明だとしているが、イタチによる

捕食も考えられたのでそのフンまで調べている。これを読んでいて、牧場に蛇が住んでいるという話を思い出した。蛇はハツカネズミを食べるために小屋に入って来ていたのだ。

　森にすむ野ネズミたちは、それを餌にしている鳥類、哺乳類、爬虫類たちにとって米に当たるという話がある。野ネズミを主食にしている生き物たちは野ネズミがいない場所では生きてゆけない。いろんな生き物が暮らす森を豊かな森と呼ぶなら、豊かな森に野ネズミは欠かせない存在なのである。ネズミたちの側に立ってこのことを考えてみると、常に捕食される側として生きて来たのだから、生き残るための戦術として、他の生物と同様に幼個体たちが捕食されないよう守り育てることは重要なことだと言える。

　幼個体の時期は親と一緒に行動することが多いので親に守られ安全だが、自立して餌を探すための単独行動が多くなると捕食されやすくなるとすると、私の結果の場合も蛇の捕食による減少が原因だと考えられなくもない。蛇などの外敵から子たちを守るためにも親子が集団行動する必要があったのだろう。常に守られている幼個体と単独行動をする場合の多い成体では、日常の生活が全く異なっているのだろう。正確な原因については同じく不明とするしかないが、過去にも同じような結果が得られていて、今回の場合蛇がいることが確認されているのだから、グラフに対する私の解釈もそう間違っていないと思える。

　もちろんこのようなグラフが過去に公表されたことは無いだろうし、これは私が勝手に作り出したグラフである。そのため信頼性についてまだ誰にも評価されていないが、順に推理していくと野生状態でのハツカネズミの繁殖状況と個体数の変動をうまく説明することができたと思っている。

6　雌だけの個体群と物置小屋で捕まえた雌群は同じ集団なのか？

　図9のグラフが雌だけの個体群が物置小屋から来たことを証明しようと思って捻りだしたグラフであることは既に述べた。解析し始めた頃にこのグラフを見つけたのだが何故しつこくこのグラフにこだわり続けたのか。

　それは、雌だけの個体群と物置小屋で捕まえた雌たちを一緒にしてグラフにすると、鶏舎の集団と同じ様に2列の弧が出て来たからである。次にそのグラフを紹介する（図11）。

　物置小屋で捕まった雌たちと鶏舎で捕まった雌だけの個体群は共に捕獲前期の近い時期に捕まっている。成体になった後の成長は緩やかなので、捕獲時期の違いがグラフに与える影響は少ない、と考えて2つのグラフを比較した。

　◎で示した妊娠中の雌はそれぞれ2列の弧の下の場

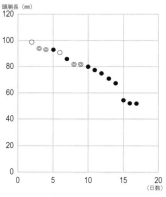

図11　物置小屋で捕獲した雌群と鶏舎で捕獲した雌だけの個体群を一緒にして順位別に並べた。○は妊娠経験のある雌を表し、◎は妊娠中の個体を表している

所におり、それに対して○の妊娠経験のある雌は2つの弧の上の場所にいる。幼個体以外の雌を比較すると、図9のグラフと全く同じ傾向が見て取れる。まるで、ジグソーパズルをしている時に、欠けているピースが数枚残っていて完成前なのによく似た絵が現れ出したようなものである。そして、よく似た絵だと判断できるのは、残っているピースの数が少なくなった場合だけである。

　鶏舎の集団ととてもよく似たグラフが出現したので、何故だ

ろうと不思議に思うのは当然のことである。その時には、何故そうなるかが説明できなかったので、この2つのグラフを元に、雌だけの個体群が物置小屋から来たことを証明することはできないと思った。そして、使えないグラフだと思って封印する事にしていた。

しかし、頭胴長の成長曲線を見た後ではグラフの見方が変化してくる。鶏舎の集団と同じ方法でこのグラフの解釈をもう一度行ってみた。

◎で示した妊娠中の4個体は2列の弧の下位にそれぞれ位置しているのだから、パンの登場によって初めて妊娠した雌だと解釈できる。そして、鶏舎とは違って2倍の4頭もの雌が予定外の暑い時期に妊娠したと解釈できる。○で示した妊娠経験のある2頭の雌は、妊娠を契機に他の雌より頭胴長が長くなった雌なので、揃って2列の弧の上位に位置している。全く同じ方法でこのグラフの解釈を行い、鶏舎と同じ傾向があることが確認できた。

こんな偶然は滅多に起きない。異なった集団を2つ並べて、2つとも上位の個体に2列の弧が現れることはあるかもしれないが、前述のような規則的な並び方まで同じになることはないだろう。人が関わっているなら、人為的に操作されていると考えるのが普通だ。同じ理由で、ネズミと言う生き物が関わっているのだから、ネズミの習性が深く関わっていると考えるのが普通だ。このことから、私が2列の弧にこだわり続けた理由が分かって頂けたと思う。

全く同じ規則性を持つ2列の弧が確認できたのだから、2つのグラフを構成しているそれぞれの個体群がよく似た環境で育っていて、同じ量の餌を食べ続けたと判断して良い事になる。

実に面白い成り行きだが、こうして、雌だけの個体群と物置小屋で捕まえた雌群が同じ集団である可能性が浮上してきた。

そして仮に同じ集団だったとしても、集団を構成するほとんどの個体を捕獲しない限り、同じ規則性を持つ2列の弧が現れる事はない。

　図9と図11、2つのグラフを比較してみた。図9の鶏舎の場合、2つの弧は頭胴長が75㎜～90㎜の範囲内に収まっているが、2つの個体群を合わせた図11の場合2つの弧は80㎜～110㎜の範囲内に収まっている。図11の個体群の方が鶏舎の集団より全体的に大きい事がグラフから読み取る事ができる。揃って大きくなるには図11を構成している2つの個体群が沢山の餌を等しく食べ続けなければならない。この同じ量のパンを長期間食べ続ける事ができた2つの雌集団の関係について考えてみた。

　多くの集団行動をしている生き物に共通して見られる習性の1つに、餌の共有がある。集団内にある規則に従って行動していれば、餌を安全に確保することができる。争うこと無く餌が確保できるのだから、常に単独行動をしていて餌を奪い合う生き物より、餌を確保しやすいという点で優れている。

　例えば、集団内にいる個体が偶然豊富な餌を見つけた場合、集まって来て集団内の仲間だけで独占しようする。そしてその行為は豊富な餌がなくなるまで続く。その間、集団に属さないよそ者は排除されて近づく事はできない。いつまた餌が見つかるか分からないのだから、親密な関係にない限り、2つの集団が餌を分け合う事はない。これが集団行動する生き物の原則だ。

　パンはとても美味しい物なので、今回の場合、豊富な餌を見つけた場合と同じ扱いがされ、この傾向はよりはっきりと現れただろう。そう考えると、雌だけの個体群と物置小屋で捕まえた雌群は争わずにパンを共有していたと解釈できるので、集団間の親密度は高く、同じ集団に属していた可能性が極めて高いと判断できる。ただ、俄かには信じ難い。同じ集団の雌が多く含まれていたとしても、集団以外の雌が含まれていないとは言

い切れないからだ。

7　雌だけのネットワーク

　鶏舎は隻眼のボスが支配するエリアなので、他の集団の雄は入って来ることができない。パンを長期間食べ続けることができたのは雌だけなので、どうしても雌の行動にばかり目が向いてしまう。

　雄は餌場荒らしに全く参加できないのだから、鶏舎に有るパンの事は知らない。雄が全く関わることができないのだから、雌だけが共有する雌だけのための情報ネットワークがあると考えて良いだろう。

　雌だけの個体群の中に５ｇ以下の乳児が３頭いたのだが、雄の乳児はいなかった。１回の出産で６～７頭の子を産むのだから、３頭の乳児はその半数に当たる。母親は産んだ子のうち雌の子は残らず連れて来たが、雄の子は置いて来た事になる。まだ乳児なのに雄だと言う理由で同行が許されなかったのだから、何故だろうかと思ってしまう。

　雄の乳児たちは一緒に行こうとしなかったのだろうか。そして、居残った雄の乳児たちの世話は誰がするのだろうか。いろいろ考えると実に不思議なことのように思える。ヒトの社会で例えると、おいしい物を食べに行く時に乳児の女の子だけ連れて行くようなもので、女の子だけをひいきしている。ハツカネズミの場合、雌同士の絆は乳幼児の頃から強く、幼い頃から雄は別の生き物のように扱われていると解釈できるのかもしれない。

　一塊になった幼個体たちのことを思い出した。同じ幼個体なのに、一塊に加わろうとせず１頭だけポツンと離れた場所にいたあの１頭は、やはり雄の幼個体だと決めつけても良いような気がする。そこで、次のように想像してみた。

婦人たちが仲良く会話を楽しんでいる時に男はその中に容易に溶け込むことはできない。それと同じで、雌は幼い頃から雌だけのネットワークに加入しているが、雄は加入していない。一塊に加わろうとしなかった雄の幼個体はそのことが良く分かっているから、輪の中に入る事ができなかったのだろう。

　このように雄の幼個体の気持ちまで想像した場合、実に微笑ましい光景を目撃した事になる。しかし、この場合の私の目は科学者の目ではない。単にファンタジー大好きおじさんの勝手な思い込みだが、想像する楽しさは私だけの物である。

　今後、追試を行って確認する研究者が現れるまで、グラフに対する解釈が正しいのか間違っているのか、誰も批評することができない。実験圃場を用意して、成熟したハツカネズミ集団を作り出すことができれば確認できるだろうが、追試をしようとする研究者は現れないだろう。何故か。日本の学会は、これまでネズミの生態に全く興味を示して来ておらず、研究者が少ない。すると、学者と呼ばれる人たちに認められることがないのだから、分かったことを公表する機会は当分の間閉ざされたままだということになる。しかし、このグラフが公表されることなく腐ってしまうのは、実に勿体無いことだと思う。

8　パンの出現と計画出産の崩壊

　作ったグラフとその解釈があまりにも面白いと感じたので続ける。鶏舎では春産まれの幼個体24頭が既に成長し始めているのに、続けて妊娠した雌が2頭いるが、そのことについて改めて考えてみた。

　それぞれの繁殖時期に3〜4頭の雌が計画して出産していると解釈を加えた場合、直近の春に生まれた幼個体たちが既に大きく育っているのだから、総個体数を一定に保つためには、この時期の繁殖行動は既に終わっていなければならない。しかし、

捕獲した雌の中には新たに妊娠した雌が2頭いた。このままでは予定外の時期に予定外の子が13頭ほど新しく生まれることになるので、この時期に生まれた幼個体数は35頭を越える数になる。成体が24頭しかいない事と照らし合わせると、とても不自然な構成と言える。何故予定外の時期に2頭の雌が妊娠したのだろう。これにはパンが大きく関わっているのではないだろうか、と私は考えた。

　この疑いは物置小屋で捕まった雌たちの中に妊娠経験雌が異常に多く含まれていた謎について考えている時に浮かんできた。繁殖可能な雌のうちおよそ3〜4割しか出産しない鶏舎の集団を標準的な集団だとすると、物置小屋で捕獲した雌たちは妊娠経験雌ばかりいて妊娠未経験雌がほとんどいなかったため、明らかに異常だった。パンの登場によって繁殖行動が狂ってしまったとしか思えないのだ。

　今、頭胴長の成長曲線が手に入り、2列の弧が現れる理由が分かった後で図11のグラフを見直してみると、その狂っていると表現した繁殖状況までが良く分かる。

　◎で示した妊娠中の4頭の雌は4頭とも2列の弧の下位に位置している。夏の暑い時期、本来妊娠するはずではない時期に、それまで出産経験のなかった4頭の雌まで急遽揃って妊娠した状況が見て取れる。この4頭以外にも捕獲具内で出産した雌が2頭いて、育児中の雌が2頭いたのだから、計画出産の崩壊が起きていると言って良い。パンを長期間食べ続けた影響が繁殖行動に影響を及ぼしていることは間違いない。

　異常な繁殖行動を引き起こすほどパンに執着して食べ続けた雌たちが多くいたと考えた場合、当然のことだが、大きい集団に属していない雌たちはより排除される傾向が強くなる。この見方をもってしても、親密度の高い、鶏舎で捕まった雌だけの個体群と物置小屋で捕まった雌群は同じ集団だと解釈して良い

ことになる。

　そしてもう1点、妊娠未経験の4頭の雌までパンの影響で急遽妊娠したと考えた場合、鶏舎で捕まった2頭の妊娠中の雌も2列の弧の下にいるのだから、パンの影響で予定外の時期に急遽妊娠した雌であるとした解釈もそれほど間違ってはいないと言える。

　餌が急に高カロリーな物に変化したことで、繁殖行動が狂ってしまって繁殖時期に関係なく雌が急に繁殖活動を始めたと解釈するべきだ。パンが登場するまでは常に繁殖行動を制御する仕組みが集団内にあり、うまく機能していたと考えるべきだろう。パンの登場以来集団内の繁殖行動は急にしかも劇的に変化した。その変化が始まった時期は捕獲具を設置しその入り口に初めてパンを置いた時だと私は判断した。つつましく暮らしていた彼らの生活がパンの登場によって一変したと言う解釈だ。

4章　ハーレム内での母親たちと幼個体たちの関係

　ハツカネズミが当たり前のように行っているハーレムの生活とは一体どんなものだろう。

　まず、図1を見てすぐ目に留まる、空白期間前に捕まった個体群はとても特徴のある個体群だ。妊娠経験のある3頭の雌が4頭の雄と一緒に捕まった後で、頭胴長75mm以下の幼個体が途切れることなく続けて捕まっている。一緒に捕まった雌たちの中には幼個体たちの母親が複数匹いて、仲良く幼個体たちの世話をしているのかもしれないと思った。

　例えば、イタチとかタヌキの場合、餌付けを行うと大きい個体と小さい個体数頭が集まってきて仲良く餌を食べる様子が観察されるが、この様な場合には遺伝子解析をするまでもなく親子のつながりを持つ個体群だと解釈されるのが普通だ。しかし、

ハツカネズミの社会はハーレムを形成しているので同時期に出
産した母親が複数匹いる。春に出産した母親が複数匹いるなら、
生まれた子たちの数はその6〜7倍の数になるのだが、一体ど
のように子育てをしているのだろう。

　人の社会で一夫多妻を認めている国の記録した映像を見ると、
妻たちは争うことも無く実に仲良く共同生活を行っている。一
夫一妻制を当然のこととして暮らしている我々には理解しがた
いのだが、ハツカネズミも同じように雌たちは仲が良く、協同
して大勢の子たちの世話をしているのではないかと思って詳し
く調べることにした。彼らが日頃どのような生活を送っている
かを知ることも謎を解く手掛かりとしてとても重要になると考
えたのだ。

1　子育ての重要性

　鳥類の場合では飛び立つことができれば一人前と判断できる
が、哺乳類の場合はどうだろう。繁殖能力が備われば一人前と
して扱われ、種によっては自立を強要されて鳥類と同様、巣
立たなければならない。しかしその一方で、一人前として認め
られるまでの期間は幼個体として扱われ、鳥類でも哺乳類でも、
たとえ子が親より大きく育つ時期があったとしても、共通して
親によって保護され大切に育てられている。これは種を保存す
るためには当然の行為であり、ネズミも例外ではないはずであ
る。観察しにくい生き物だからと言ってネズミだけを例外とし
て扱うには無理がある。

　ハツカネズミの場合、幼個体の期間がおよそ1〜2カ月と言
うことであり、頭胴長がおよそ75mm以下の個体は他の多くの生
き物たちと同じように、親の監視下に有って大切に守られ育て
られているのは間違いないだろう。粘着シートに仲良く捕まっ
ているのを観察した時と同じように、分かりやすく例えるなら

カルガモ親子のように、親と幼個体たちはいつも一緒に行動していて、子たちは常に守られていると考えて良さそうである。

　実験動物として使われることの多いハツカネズミがどのように繁殖させられているかについて調べてみた。ハツカネズミを飼育し、育てて提供する側の観点に立てば、同じ系統の個体を生育条件まで揃えて、できるだけ効率よく多くの個体を準備する必要がある。そのため繁殖が可能な時期が来ればすぐに親から離して交尾させ個体数を増やそうとするだろう。そして、出産が終わればすぐに母から子を離して又出産させている。過去の報告によると、１頭の雌が最高17回も出産したとある。出産後に子が手を離れると、すぐにまた母親は妊娠するのだろう。ある条件下では、ハツカネズミは幼くても早い時期に妊娠し、その後繁殖能力がなくなるまで際限なく出産を繰り返していることも分かる。

　純系と言って均一な遺伝子を持つハツカネズミを作り出すために、同腹の子つまり、兄弟姉妹同士を繰り返し交配させて子を産ませている。例え兄弟姉妹で有ったとしても繁殖能力のある生後１〜２カ月の幼い子同士を一緒にすれば、何の抵抗もなく勝手に子作りを始めてしまうということだ。遺伝的に生まれつき備わっている仕組みの中に、秩序ある繁殖行動についての項目が書き込まれていないと言って良い。制限されることなく集団内で好き勝手にこの様な繁殖行動が起きればとんでもないことになってしまう。

　自然界ではそのような無秩序な繁殖行動は起きていないだろう。餌が一年中安定して手に入らないのなら、繁殖行動そのものを強く抑制する仕組みが集団内に当然必要となるはずである。どのような仕組みだろう。人の社会では子たちを教育することで無秩序な繁殖行動が許されないことであることを教えている。ハツカネズミの場合も人と同じように一定期間子たちを教育し

ているのではないかと考えた。教えるのは当然母親なのだろう。教える期間は子たちに繁殖能力が備わるまでの1～2カ月と限られているので急いで教えなければならない。

2 母親の役割

　集団内に守らなければならないルールが沢山あるなら、子を一人前にするために親はそれらを子たちにしっかりと教える必要がある。例えば、繁殖可能な月齢に達していたとしても、幼い者同士に勝手に繁殖行動されては困る。あちこちで無秩序に出産が始まれば、集団の存亡にも関わって来るとても危険な状況に陥ってしまうからだ。これは知らなかったでは済まされない特に重要なことなので、例外は許されないはずだ。未成熟な子たちに餌を取る方法を含めて様々なルールを短期間に教えるとして、例外を無くすためには集団行動が必要になる。図1でおよそ75mm以下の大きさの揃った幼個体がまとまって捕まっているのは、その教習期間中に複数の母と子たちが集団行動しているからではないかという疑問を持った。そして、その考えに基づいて想像してみた。

　子たちはルールを学ぶために一緒に行動しているのだから、勝手な行動はできない。捕獲具の中からパンの良い匂いが漂ってくるが、親が入らないので、中に入ることができない。入りたくて仕方がないのだが近寄っただけでもその都度怒られる。そんな状況が2週間続いた後のある日、妊娠経験のある雌が中に入って安全を確認して出てきた。それを見た子たちは許可が下りたと喜び、次々と捕獲具に入った。

3　幼個体たちの行動

　図６、７の解釈の中で幼個体の数は雄12頭、雌12頭、そして、幼個体の母親の数は４頭だと推論した。幼個体24頭と母親４頭がどのような順に捕まったのかが分かっているので、確認するために散布図にしてみた。まず雌の場合。

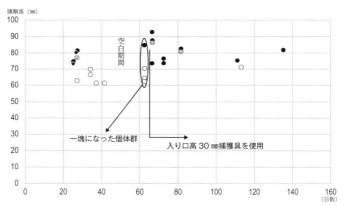

図12　○は幼個体で●はそれ以外の成体、◎は妊娠経験雌を表し◆は妊娠中の雌を表している

　空白期間前に不明のうちの２頭を含めて７頭の幼個体が捕まった。その後、一塊になった個体群として詳しく取り上げた５頭のうちの４頭が捕まり、随分遅れて幼個体が１頭捕まっている。カルガモの親子が並んで行進する様子が映像としてよく流されるが、ハツカネズミの幼個体たちも生後２カ月未満の半人前の個体なのだから、カルガモの親子のように母親にくっついて、いつも一緒に行動していたことが想像できる。しかし、グラフを見ると一緒に行動していなかった幼個体が３割ほどいる。生後１〜２カ月の幼個体たちが、まだ自立できない、親によって守られなければならない存在だと集団内で認識されているとすると、この捕獲結果はどう判断すれば良いのだろう。

　続けて雄の場合。

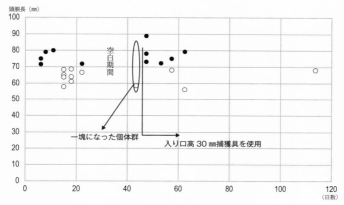

図13　○は幼個体の雄を表し、●はそれ以外の成体を表している

　12頭の幼個体のうち8頭が揃って空白期間前に捕獲されている。その後一塊になった個体群のうちの1頭と、遅れてバラバラに捕まった3頭がいる。

　一塊になった個体群のうちの雄1頭と、雌4頭の幼個体たちは一緒に行動していたのだろう。しかし、入り口高30mmの捕獲具を使い始めてから後の幼個体3頭は切り離されたかのようにバラバラに捕まっている。本来であれば親に守られいつも一緒に行動しているはずの幼個体たちが何故このような捕まり方をしたのだろう。

4　捕獲具の欠陥

　連続捕獲具には欠陥がある。1頭ずつ順に入れば連続して捕獲できるのだが、殺到した場合、後から来た複数のネズミがシーソー板の下に潜り込み、シーソー板を押し上げると入口がロックされてしまう。捕獲初期には欠陥があることが分かっていたのだが、理由が分からなかったこともあって、改造することも無くそのまま使い続けていた。捕獲初期には回収時に入り

口が閉まっていることが何度かあったので、その影響が捕獲結果に影響を及ぼしている可能性が大きい。

　ネズミが殺到した時に、外にいた複数のネズミが入り口をロックするという解釈は間違っていないと思っている。ただ、その状況を撮影したわけではないので、恐らくこうだったのだろうという程度の説明しかできない。くやしいがこのことも仮説として設定するしかない。

仮説3　連続捕獲具には欠陥があり回収時に入り口が閉まっていることがある。その原因は複数匹のネズミが立て続けに入ろうとしたためである。

　この仮説が正しいとすると、生後2カ月未満の幼個体たちは揃って一緒に行動し、捕獲具に立て続けに入ろうとしたのだが入り口が閉まってしまった。そして、入れなかった数頭の幼個体たちが、外に残ったのだ。空白期間後に捕まった幼個体たちはそのようにしてはじかれた外に残った幼個体たちという解釈となる。より優れた捕獲具を使用した場合には幼個体たちを一気にまとめて捕獲できるのだろう。

　24頭の幼個体たちの母親は4頭いたのだが、そのうちの2頭は空白期間後に捕まっている。この2頭の母親は産んだ子たちと一緒に行動していなかったと解釈するしかない。何故か。幼個体が常に母親と一緒に行動するなら、空白期間後に捕まった2頭の母親の子たち、およそ13頭は空白期間後に母親と一緒に捕まるはずだからである。幼個体たちが母親ではない複数の大きい雌と一緒に行動しているのだから、ハーレム社会では大きい雌たちが協同して子たちの世話をしていると考えて良いことになる。そして、新しく仮説を立てると謎が2つ解けた。

5　新しい仮説と解けた2つの謎

仮説4　母親でなくとも、集団内に居る成体の雌は妊娠経験の有無にかかわらず協同して幼個体たちの世話をする。

　ハーレムを作るといった特殊な社会構造だから、人間社会と同様に雌たちは仲が良いと考えた。未成熟の子たちからすれば、母親以外にも安心して頼れる雌が沢山いることになる。こう仮定するといくつかの謎が解けた。

解けた謎1　一塊になった個体群

　図9で、空白期間後の入口高30mmの捕獲具を使用する直前に起きた出来事について思い出してほしい。妊娠経験のない大きい雌(85mm)に子ネズミ4頭がしっかりとくっ付いて一塊になった(図5)。親でもない雌と子ネズミ4頭の関係性についての謎である。この時の子ネズミたちの頭胴長は59mm♂、63mm♀、65mm♀、71mm♀、71mm♀で全て75mm以下の幼個体たちである。私の解釈はこうだ。

　入るタイミングを逸した幼個体の雌4頭と雄1頭がパンの匂いに引き寄せられるように捕獲具の周りに集まっている。続けて入ろうとしたのだが、入ろうとした時に入り口が閉まっていて入れなかったからだ。入りたくて仕方ないのだが、一人前でない子供同士では中々決断できない。空白期間の間ずっと我慢していた。いつも一緒に行動することの多い顔見知りのおばさんが入ったので、親ではないのだが続けて入った。捕まった後で、心細くなり、一緒に行動したおばさんの周りに集まって1つの塊になった。

　親ではないが1つの塊になるほど子たちの信頼が厚いのだと解釈した。同腹の子たちでなかったとしても、教習期間中にいつも集団行動しているから一緒になって大きい雌にしがみつい

た、と解釈できる。勝手な行動が許されないため、絶えず大きい雌の顔色を窺い依存して行動する幼個体たちの姿が浮かび上がって来る。

　子ネズミたちの心理分析まで行うとは、自分でも変だとは思っているが、母親でもない雌にぴったりとくっついて一塊になった写真のインパクトはそれほどに大きく、絶えずこの謎解きに夢中になっていたからだと理解して頂きたい。

　　解けた謎2

　物置小屋では75mm以上の妊娠経験のある雌ばかり沢山捕まった。乳頭のはっきりした雌がいたので、授乳中の子がいたはずなのだが一緒に行動していない。世話をしなければいけない子を持つ親もいたかもしれないが連れて来ていない。まるで、子たちをほったらかしにして母親たちが長時間ファミレスで遊んでいるようなもので無責任極まりない。母親としての役目を放棄して餌場荒らしを続けているとしか思えなかったので、何故だろうと思っていた。

　これも雌同士が協同して集団内の子育てをしていると考えると納得できる。ハーレムの主である雄1頭に対して複数の雌が同居しているのだから、母親同士は当然顔見知りで仲が良い。子たちを含めて仲が良いのだから、子の世話を頼むことに遠慮はないはずだ。授乳中の母親が餌を食べるために出かけても子の安全は確保される。

　幼い子を守るという点では一夫一妻制を堅持しているネズミより優れている。

5章　集団内でのハツカネズミの行動

　謎解きを進めて行く上では、個々の個体が集団内でどのよう

に行動しているのかを知る必要がある。小さな疑問について考えていて習性らしきものを見つけたと思うので、その習性の発見に至るまでの謎解きを2つ紹介する。

1　捕獲するに当たって餌付けが15日も必要だった謎

入口の高さが20㎜であっても小さい個体は入ることができる。しかし、捕獲具を設置し始めた当初、なかなか中に入ろうとしなかった。後期に別のエリアで餌付けを行わず設置した場合に、入口高30㎜の捕獲具ならすぐに捕獲できた。改めて考え直してみると入口高20㎜を使用した時に、なかなか中に入ってくれないことの方が不思議だということになる。

入口高20㎜の捕獲具でも、餌付けができた後には妊娠経験の有る雌を含めて25頭捕獲しているが、ハーレムの主である隻眼の個体は捕獲具に入っていなかった。この個体が捕獲具に入った事が確認できたのは5月13日に入口高30㎜の捕獲具に交換して4日後の5月17日だ。同日には20gを超えるただ1頭の大きい雌も捕まっている。交換してすぐに入ったことになるので、入り口を広くするまでは狭すぎて入ることができなかったのだろうと考えた。クマネズミの場合でも、捕獲具の中になかなか入ってくれない場合とすぐに入ってくれる場合の違いについて頭を悩ませていたのだが、ハツカネズミでも同じ。つまり、なかなか捕獲具に入ってくれない状況があったことになる。入口高20㎜の捕獲具を使用していた場合だ。捕獲しやすいと思っていたハツカネズミでさえ、なかなか入ってくれなかったのは何故だろう？

私の解釈

これは、ボスである隻眼の個体が真っ先に入らないからだと

考えた。ボスが入らないと子ネズミたちはいつまでも入ること
ができない。おあずけを食らっているようなものだ。これは、
ハツカネズミの社会の中に、親の了解もなく子ネズミたちが勝
手に捕獲具の中に入ってはいけないという厳しいルールがある
ということではないだろうか。では、ボスである隻眼の個体が
入っていないのに誰が許可したのか。これも、妊娠経験のある
雌個体が中に入ったので、続いて子ネズミが入ったと解釈すれ
ば納得がいく（図１）。調べなおしてみると、妊娠経験のある雌
３頭のうち胎児を持つ雌が２頭含まれていた。ボスお気に入り
の雌は特別なのかもしれない。ボスが最も強い権限を持ってい
るが、そのボスが中に入ろうとしない場合、次に胎児を持つ雌
にその権限があるのかもしれない。

　それまでずっともやもやしていたクマネズミの行動に対する
疑問に対して、この時やっと答えが得られたと思った。ハツカ
ネズミでさえ、このようなルールが存在するなら、クマネズミ
に同じルールがあってもおかしくない。親が安全を確認するま
で子は勝手に行動してはいけないという厳しいルールがクマネ
ズミにもあるとした場合、子ネズミだけで行動している場合に
は、より慎重な行動を取るのだろう。逆に、親ネズミの行動範
囲に捕獲具があれば、真っ先に親が捕獲具に入って来ることに
なり、餌付けがすぐに完了するのだろう。疑いだけは常にあっ
たが、ハツカネズミの行動観察の後で確信に変わった。そして、
クマネズミが捕獲されにくい謎にさらに一歩迫ったと思った。

２　大きい集団が空白期間を挟んで２つに分かれた謎

　ひとつの大きい集団が２つに分かれて捕獲具に入った。空白
期間後に捕まった集団には入り口高20mmの捕獲具に入ることが
できる大きさの個体も含まれていたのだが、一緒には行動して
いない。これは何故か。

　再び図11と図12の説明に戻る。幼個体たちは殺到して入ろう
としたことが原因で、捕獲具に入りそびれた個体が数頭外に
残ったのだと解釈した。本来空白期間前に仲良く捕獲具に入る
はずの個体群なので幼個体たちを例外扱いし除いてみた。する
と、隻眼の雄と大きい雌2頭が捕まった後で成体と思われる大
きい個体群が次々と捕まっている。この個体群は入り口高20㎜
の捕獲具に入ろうとしなかった個体群である。空白期間前の個
体群と一緒に行動していなかった個体群なので、他の個体の顔
色を気にしながら行動していた個体群とみることができる。雄
が捕獲されない期間の後に捕まった2頭の雄も、一緒に行動す
る機会を失い捕獲具に入りそびれたのだとすると、空白期間後
に捕まったすべての個体が集団内にあるルールに忠実に従って
行動していた様子が浮かび上がってくる。

　つまり、大きい雌はボスに従い、大きい子は母親の大きい雌
に従うと言った順位構造があるなら、ボスが捕獲具に入ろうと
しない場合、多くの個体が入り口高20㎜の捕獲具に入ること
が出来ない。これで、空白期間の前と後で2つの集団に分かれ
て捕まった理由が説明できた。集団内にいるそれぞれの個体が
絶えず集団を意識しながら行動していることが良く分かる。そ
れぞれの個体が、パンを食べたいという思いを常に持ちながら、
どのタイミングで捕獲具に入れば良いか迷っている様子がグラ
フから伝わって来る。

　捕獲具には先に述べたような欠点がある。その欠点を確認し
た事については3部で触れているのだが、その欠点のせいで
一緒に行動できなかった個体がはじかれて外に残ってしまう。
いつも集団で行動しているのだから一旦はじかれてしまうと、
残った数頭は思い切った行動に出ることができない。いじいじ
していて中々決断できないと表現すると分かりやすい。より優
れた捕獲具で同じことをすれば、もっときれいな結果になった

のではないだろうかと思っている。絶えず周りを気にしながら行動している様子が浮かんで来て楽しくなるのだが、勝手な思い込みだと言われればそれまでである。しかし散布図は事実なので、後は何故そうなったかを自由な発想を元に解釈するだけだ。その楽しみは誰でも共有できる。

3 新情報の入手

　私なりに捻り出した仮説が既にある学者によって報告されていたという情報を、最近になって得ることができた。時々情報を提供し、メールのやり取りをするようになった国立大の助教からの情報だ。ボスが支配する２つのエリアがあったとして、雌はエリア間を自由に行き来できるが雄は行き来できない。ボスが支配するエリア内にいる雌は、他のエリアに行って好みの雄と交配することはあっても、所属しているエリア内ではボス以外の雄と交配することはなかったとの報告だ。仮説として扱われていて、日本では紹介されていなかったのだが、雄と雌それぞれの繁殖行動を強く規制するルールがハツカネズミの社会に存在している可能性を示唆している。それぞれの個体が、どの集団に所属しているかを絶えず気にしながら日々過ごしているからこそこのような結果になるのであって、私のように集団を意識せずルールを守ろうとしない個体が多い場合にはこのような結果にならない。

　ネズミの社会には集団を維持するために守らなければならないルールが多く存在していて、ほとんどのネズミが常にそのルールに従って行動している。特に繁殖行動と餌をめぐる争いに関するルールはネズミ社会の掟とも呼べるもので、集団を構成するネズミ個々の行動に必ず反映されているはずだ。この考えは、クマネズミとドブネズミの観察を通じて、想定外の行動を目にする度に浮かんできた考えだ。ハツカネズミの社会にも

このようなルールが当然あるだろうと思っていたので、この報告の存在を知り内心ほっとした。私にとってこの報告は、思いがけない方向から飛んで来た励ましの言葉で「やっていることは間違っていないぞ」という応援メッセージのようなものだった。願ってもなかった朗報である。

　観察結果から得られた情報を元に謎解きを楽しんでいて、自分でも気が付かない間に別の角度からハツカネズミの面白い習性にたどり着いたことになる。謎解きのための、ほとんどの個体が常に集団内にあるルールに従って行動しているという大前提が正しかったのだ。もし、ルールを守らない個体が多くいるなら、捕獲結果から得られる散布図はもっとランダムなものになっていただろうし、仮説を立てることすらできなかっただろう。すべての個体が集団内にあるルールに忠実に従って行動しているなら、このようにデータを解析することによって未だ知られていない習性を見つけ出すことが可能ではないかと思った。観察結果から得られる情報の重要性と、それを分析し何故だろうと考えることの重要性を再認識した。

　前期捕獲のまとめ
　４カ月に及ぶ捕獲作業で得られたデータを分析していると、次々に驚くような結果が出てきた。詳しく調べる事にして、外国の研究者の論文のさわりだけ読んでみると、日本国内であまり話題になっていないだけで、既に、その習性についていくつも発表がなされていた。縄張りを持つ強い１頭の雄は妊娠経験のある３～５頭の雌と個体群を形成する（Crowcroft,1955;Reimer&Petras,1967）、この強い雄は下位の雄を捕獲エリアから排除する（Reimer&Petras,1967）等、50年も前から盛んに研究が行われていた。このようなハツカネズミ研究の初期の成果は手元にある図２と図３を見れば一目瞭然である。たった１回の捕獲結

果を分析していて、ハツカネズミ研究の歴史を駆け足で追体験したことになる。野生のハツカネズミについてこれほど分かりやすいデータを誰も目にしたことがなかったのだろう。それは、複数匹捕獲できる捕獲具を持っていて、4カ月もかけて、しつこくほとんどのハツカネズミを捕獲しようとする研究者などいなかったからである。加えて、捕獲までの日数がデータに加わっているので、時間の経過と共に、どのような個体がどのような順で捕獲されるのかを知ることができた。きっと世界初の試みに違いない。

　データをより詳しく調べることによってさらに新しい発見があるはずだと思って謎解きに夢中になった。しかし、少ないデータでは考察を加えようとしても、ほとんどのことが推測の域を出ない。ルールを発見したと思っても、たまたまそうなったのだと言われ、言い返すことができない。さらに、ハツカネズミの捕獲を継続して行いたいと強く思った。まだ解けていない謎が多く残ったままなので、是非それらを解き明かしたいと思ったからである。

6章　奈良市内の住宅地での捕獲例

　8月に入って、観光牧場以外の場所でハツカネズミを捕獲する機会があった。捕獲数が少なかったこともあって重要視していなかったのだが、本書を書くに当たって見直してみると意外と重要な観察例であることが分かった。ハツカネズミが普段日常的に行っている様子が垣間見える貴重な観察なので、次にその捕獲例を紹介する。

　観光牧場で前期捕獲を行った後に、取引先の工務店からハツカネズミの駆除の依頼がきた。

　場所は奈良市内の住宅地にある一軒家である。最近になって、

一階の食品庫で見かけるようになったとのことで調査に伺った。一階にある食品庫の中の物が食べられるとのことだが、食品庫とそれにつながる廊下で目撃したが2階では目撃していない。屋外では玄関付近と玄関前の駐車場で目撃したとのことなので、巣は屋外にあって、最近になって建物外から侵入してきたと判断した。そして、連続捕獲具を使ってみるチャンスだと考えて仕事を引き受けた。捕獲した11頭の個体はすべて郵送し、解析してもらった。捕獲までの日数と解析結果は次の通りである。雌個体の後にある（1＋1）は妊娠経験のある雌の胎盤痕の数を表していて、合計2頭の子を出産した痕跡があることを示している。

　8/ 4　捕獲具3台を食品庫に設置した。

　8/ 6　11.4 g ♀（1＋1）乳頭がはっきりと視認できた、10.6
　　　　g ♀（2＋2）、3.5g ♂

　8/ 8　11.6g ♀（3＋3）

　8/ 11　2.3 g ♂

　8/ 15　6.8 g ♂、（4.4g ♀、3.4g ♀、4.4g ♀）3頭の雌の子が
　　　　同じ捕獲具に捕まっていた。

　8/ 23　6.7g ♀

　8/ 27　6.2g ♀　捕獲具を回収して粘着シートを設置した。

　8/ 30　粘着シートで大きさの異なる2頭を捕獲して捕獲を
　　　　終了した。

　仕事として引き受けた以上、早期に駆除を完了させる必要があったので、最後に粘着シートを使った。また、期間中にいつも玄関にいる犬が1頭を捕まえて殺したとのことなので、合計14頭捕獲して、そのうちの11頭のデータを得たことになる。捕獲した11頭をいつものように散布図にしてみた。

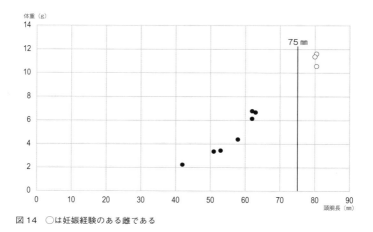

体重（g）

75 mm

頭胴長（mm）

図14　○は妊娠経験のある雌である

　捕獲の結果から注目すべき点をいくつか列挙する。

1　設置した後、早い時期に妊娠経験のある雌３頭を捕獲した。

　前期捕獲の結果から私なりに仮説を立ててハツカネズミの行動予測を行っていたのだが、予想通りの結果になった。つまり、いつもの餌場に豊富な餌が出現した場合、ボスがいればボスに優先権があり、ボスがいない場合、もしくはいても入ろうとしない場合、次に優先順位が高いのは胎児のいるボスお気に入りの雌。次に妊娠経験のある雌で、それ以外の雄と子ネズミには権限がない。権限を持たない個体は、優先順位の高い個体が食べた後にやっと食べることができるという厳しいルールがあって、すべての個体が常にそのルールに従って行動している。そして、権限を持たない個体たちだけしかいない場合、捕獲具の中にすぐに入ることはない。仮説に過ぎないが、その一部を確認することができた。

2　妊娠経験のある雌３頭と子ネズミたちを捕獲した。

　妊娠経験のある３頭の雌以外に大きい個体が捕獲できていない。鶏舎で捕獲した例では、胎児を持つ個体と一緒に同じくらいの大きさのボス以外の雄を複数匹捕獲しているのだが、今回大きい雄が１頭も捕獲されていなかった。これは、一緒に行動していなかったことになる。

　8/6に捕獲した11.4ｇ♀（1＋1）は乳頭がはっきりとしていたので産まれた２頭の子の世話をしている最中である。8/11に捕獲した2.3ｇ♂がそのうちの１頭だろう。回収時に極めて小さい個体が線材の下の隙間から逃げ出して、日中のさなか建物外周にある熱くなった丸い小石の上を不器用に逃げているのを目撃した。素早く逃げるわけではなく、焼けた小石が余程暑かったのか蟹股でおたおたしているのが実にユーモラスだった。画用紙で作ったカバーがなければすんなり逃げることができたはずのこの１頭が、残りの１頭だと思っている。胎盤痕の解析結果から、３頭の雌が産んだ子の合計数は12である。妊娠経験のある雌以外の８頭は７ｇ以下の小さい個体ばかりだったので、生まれた12頭の子のうち８頭を連続捕獲具で捕獲し、解析したと考えられる。

3　家族集団のうち、妊娠経験のある雌３頭が子たちと一緒に集団行動していることが確認できた。

　巣が建物外にあるので、子たち８頭が母親３頭と一緒になって巣から餌場までの長距離を移動していたことになる。巣までの距離がどれくらいなのかわからないのだが、ハツカネズミにとって遠すぎる距離である。その遠すぎる距離を、2.3ｇの極めて小さい個体までが母親と行動を共にして餌場までやって来たことは間違いない。正直驚かざるを得ない。よちよち歩きをしながらついて来る子を絶えず気遣いながら、歩調を合わせて一

緒に歩く母親がそばにいたはずである。

4　離乳前の2.3ｇ♂は生まれて間もないはずなのに餌場まで同行した。しかも、母親が捕まっていなくなった5日後に餌場までやって来て捕まった。

2.3ｇ♂の個体は餌を食べる目的で餌場まで来たのだろうかと調べてみた。『マウス・ラット実験ノート』によると、実験動物として飼育しているマウスは出生後12〜14日齢で目が開き、動きが活発になる。そして、13〜15日齢で固形飼料を摂取し始め、20〜30日齢で離乳し、40〜60日齢で性成熟すると記述されていた。目が開いた後に動きが活発になり、離乳前であったとしてもすぐに固形飼料を食べ始めるということだ。仔マウスの体重は出生時1〜2ｇとも記述されていたので、2.3ｇ♂は生まれて間なしの離乳前の個体であることは間違いない。その、とても小さい個体が妊娠経験のある雌3頭が揃っていなくなった後にも餌場まで来ている。お腹を空かせていたのだろうか？あるいは、と考えていて、母を訪ねて三千里というフレーズが浮かんできた。

5　妊娠経験のある雌3頭の体格が揃っていた。

妊娠経験のある雌3頭を妊娠させたのは、ハツカネズミの社会では通常1頭の雄ということになる。異なったエリアの異なった集団から1頭ずつ、たまたま頭胴長と体重の揃った雌3頭が集まって来たのを1頭の雄が妊娠させたとは考えにくい。

既に集団内にいた雌3頭を妊娠させたと考えると、体格の良く似た若い母親3頭は同腹の雌ではないかという疑いが浮かんでくる。そして、もし同腹の雌なら、母親3頭と同じ時に生まれたはずの雄がほぼ同数、どこかにいるはずだが、一緒に行動していない。では、同じ集団内にいる同腹の若い雌3頭を揃っ

て妊娠させる1頭の雄とは何者なのだろう。

6　大きい雌3頭が子たちを連れてエリア外まで行った。

　ボスが健在で、ボスが支配するエリア内のできごとなら、捕
獲具を設置してすぐにボスが一緒に捕まるはずである。しかし、
頭胴長65mm以上の雄が1頭も捕まっていないということは、エ
リア外の餌場に捕獲具を設置したと考えるべきだ。では、妊娠
経験のある雌3頭が子たちを連れてエリア外の餌場にやってき
たとすると、雌だけの個体群が鶏舎の餌場にやってきた時と同
じ状況だった事になる。異なっているのは雄の子が含まれてい
たことだけだ（8頭の子のうち雄が3頭いた）。

　親がいなくなった後も2.3gの子ネズミが巣から離れて長距離
移動していることを確認できた。おそらくこのような報告例も
過去にはなかっただろう。複数頭の妊娠経験のある雌が子たち
を連れてエリア外で餌を食べていることも確認できた。

　この観察例が加わったことで、鶏舎で捕獲された雌だけの個
体群が揃って長距離移動し、鶏舎まで来ていた可能性がより高
くなった。改めて見直していて後で気が付いたことだが、謎解
きをする上でとても重要な観察なので書き加えた。

第 3 部
後期の捕獲

ドキュメンタリー映画で野鼠たちの映像を今までに何度となく見てきたが、ほとんどの場合、単独で餌を探す姿しか映っていない。森に落ちている餌を探すのだから、手分けして探し、見つけた者が真っ先にそれを食べることになる。多くの哺乳類と同様にネズミは単独行動をしているものだと私は思っていたし世間でもそう思われていたはずだ。しかし、ハツカネズミは違っていた。2部で詳しく述べたように、集団行動をしていて、中にいる個体は1頭毎に絶えず集団を意識しながら行動している。ハツカネズミの世界は世間で思われているほど単純なものではなく、つい心理分析をしたくなるほど高度に発達した社会生活を営んでいると言っていい。

　しかし、何か手掛かりを得ようとしてインターネットで検索しても、ハツカネズミの生態に関する記述が全く出て来ない。

　これまでの調査を通してハツカネズミの社会について、随分立ち入って解釈をしてきたのだが、まだ解けていない謎が多く残っている。不思議の壺にどっぷりと漬かったままで、自ら抜け出そうとせず楽しそうにもがいているといって良い。さらに謎解きを進めるために追加して後期の捕獲を行ったので、3部ではその詳細とさらなる謎解きについて書き進めることにする。

1章　後期捕獲の詳細と観察結果

　観光牧場での捕獲に話を戻そう。交渉してみると意外とすんなり承諾を得ることができたので、5カ月後に捕獲を再開した。日頃の良い行いの賜物であろうか。

　前期に捕獲を行った鶏舎と物置小屋、そして、新しく許可の下りた事務所を加えて3カ所で捕獲を再開した。本業が暇になりかける11月30日から設置を始めて毎日点検を行った。1日ごとの変化を詳しく知りたいと思ったからだ。餌付けは行わずに

ロックモードで捕獲することにした。使用した捕獲具はすべて、前期の物置小屋から使用し始めた最新の物を使うことにした。

　許可が下りた捕獲場所のうち、何としても確認したかったのは鶏舎入口のその後の様子についてである。4カ月もの間捕獲を続けたので、一旦は鶏舎を根城にしていたネズミがほとんどいなくなったはずである。その後どのような集団が住み着いているかについて興味があった。ネズミにとって重要な餌場であることに変わりがないはずなので、餌に不自由しない鶏舎は棲家として申し分のない場所だ。時間の経過と共に、当然、既に住み着いている集団がいるはずである。

1　鶏舎での捕獲（後期）

　鶏舎後期の捕獲結果を散布図にした。

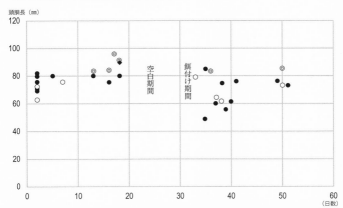

図15　●は雄個体を表し、それ以外は雌である。◎は妊娠経験のある雌を表し、◆は妊娠中の個体である

　集団が棲みついているなら、その中にはボスがいるだろう。ボスが最も優位な立場にいるのだから、真っ先に捕獲具に入るだろうと予測し、初日に捕獲した雄の頭胴長を比較すれば容易にボスが特定できるはずだと思っていた。仮に大きい雄が複数

の雌を連れて移り住むことがあるのなら、もちろんはっきりと
ボスが特定できるはずだし、妊娠経験のある雌も一緒に捕まる
はずだ、というのが捕獲前の予想。しかし、予想外の捕獲結果
になった。

　10日ほどの空白期間を挟んで2つの個体群が捕獲具に入った
と判断した。もちろん、設置してすぐに捕まった個体群の方が
優位な個体群だろう。その優位な個体群に妊娠中の大きい雌が
1頭いる。ハツカネズミの世界では繁殖可能な雄は1頭だけな
のだから、ハーレムの主としての雄が1頭どこかにいるはずで
ある。

　しかし、真っ先に捕まった個体群の中に目立って大きい雄が
いない。ボスを差し置いて若造が真っ先に捕獲具に入ることは
あり得ないので、ほとんどのネズミが立ち寄る最も重要な餌場
の周辺に大きい雄がいなかったことになる。では、どの雄がボ
スなのだろう。真っ先に捕獲具に入った個体群の中にいるはず
なので、捕獲の経過を調べた。

　12月1日。設置した翌日には鶏舎で1台に5頭、もう1台に
2頭入っていることを確認したのだが、2台とも入口が閉まっ
ている。ネズミたちが殺到したのだと解釈して、2台とも回収
せずにロックを解除して放置することにした。

　12月2日。5頭入っている捕獲具の入口は開いたままだが、
2頭入っていた捕獲具は4頭に増えて、入口が閉まっていた。
5頭捕まっていた捕獲具には入ろうとせず、もう1箱の方に殺
到したようだ。こうして回収した9頭のうち、同じ捕獲具に
入っていたものの内訳は16.4g ♂、15.2g ♂、13.5g ♂、11.6g ♂、
8.5g ♀の5頭と12.5g ♂、11.8g ♂、10.2g ♂、10.4g ♀の4頭で
あった。

　捕獲した雄の頭胴長を見てみると、設置した翌日の12/1
に82.5mm、80mmの雄が捕まり、続けて80.5mmの雄3頭が12/7、

12/13、12/18と順に捕まった。80㎜くらいの大きさの揃った雄が5頭いたので、この5頭は同じ頃に生まれた雄と考えて良い。そして、どの雄も75㎜を越えているのだから、繁殖能力が備わったあと同じように成長したのだろう。その5頭のうち、わずかな差だが最も頭胴長の長い82.5㎜の雄が設置してすぐに捕まっている。この雄は体重も16.4gと5頭のうち最も重く、真っ先に捕獲具に入ることができた雄なので、新しくボスとして選出された雄である可能性があるとみた。

この捕獲結果を初めて目にした時、2㎜の差は誤差の範囲内のような気がしていたので可能性がある、としか言えないと思っていた。普通はそう考えるだろう。だから、疑いを持ったとしても、これ以上の解釈はあえて行わなかった。しかし、頭胴長の成長曲線を見た後では別の考えが浮かんできている。

A　ボスはどの雄なのか？

近親交配を繰り返した結果だと思われるのだが、同じ集団内で同じ時に生まれ一旦成長が止まった後の子たちの頭胴長は、不思議と揃った値を示す場合が多い。奈良市で捕まった3頭の母親たちが良い例で、体重まで揃っていた。今回捕獲した5頭の雄を頭胴長の長い順に並べると82.5、80.5、80.5、80.5、80㎜、と不思議なほど長さの揃った雄が3頭もいた。私はこのことに着目した。

ハツカネズミは一旦成長が止まった後も、緩やかだが僅かずつ成長を続けている。そして、雄の場合生育環境が揃っていると、雌と違って成長の差が現れにくい。そのことについては既に2部で詳しく述べている。差が現れにくいはずの5頭の雄のうち1頭だけが他の4頭より速く成長し始めているのだから、その1頭の生育環境は他の4頭とは異なっていたということになる。異なった生育環境で育ったことが原因だとすると、僅か

2mmの差であっても、その差は大きな意味を持つ差だということになる。この1頭が集団内で特別な扱いを受けて生育環境が大きく変化した特別な存在だと解釈するしかない。

集団内で特別扱いされる雄はボスしかいない。短期間に頭胴長が他の4頭より長くなった雄であり、5頭のうち最も体重の重かった雄なので、この雄を新しくボスに認定された雄だと判断していいだろう。すると、ボスは他の雄より長生きしたから頭胴長が長くなったと解釈したのだが、それを変更しなければならない。

仮説5　ボスとして選定された雄はボスと認められた後で生育環境が変化し、頭胴長の成長速度が速くなる。

生育環境が変化した後に頭胴長の差が2mmまで広がったのだから、その変化の始まりは早かったのだろう。早い時期にどの雄がボスになるかが決まっていたのだから、ボスが選定される時期に5頭の雄の父親はいなかった。父親のいない状態で母親が子を産み育てたことが想像できる。

ボスと呼べる雄がいない状態で、同じ時に生まれた雄の中からボスが選定され、ボスとして成長し始める初期の状況を観察することができた。そして、妊娠した雌だけで新しく集団が作られ始める過程が観察されたと言って良い。とても珍しい観察だ。

5頭の雄を産んだ母親は当然集団内にいるはずだが、どの雌だろう。そして、父親はどこにいるのだろう。隻眼のボスだろうか、それとも他のエリアのボスだろうか。

B　母親はどの雌だろう

5頭の雄の母親はどの雌だろうか。

続けて捕獲した妊娠経験のある雌個体は以下の通りである。

84mm（4＋4）、84.5mm（4＋3）、96.5mm（4＋4）、92mm（胎児
3＋7）。

84mmと84.5mmの大きさの揃った2頭の雌は新しくボスと認定
された82.5mmの雄と比較して、頭胴長の差が少ない。雌は雄と
比べて成長が速く、出産を経験した後で頭胴長が大きくなった
と解釈することができるので、5頭の雄と同じ時期に生まれた
同腹の雌である可能性が高い。すると、この場合2頭の若い雌
は揃って妊娠を経験しているのだから、相手は若いボスであり、
兄弟姉妹が子作りをした可能性がある。

残るのは雄より明らかに大きい2頭の雌だ。この2頭の雌の
うち1頭、あるいは2頭が子たちの母親だとするしかない。こ
の大きい雌のうちの1頭が妊娠中なのだから、若いボスは母親
とも交配した可能性がある。

母親と雄の子の交配、兄弟姉妹同士の交配が行われていた可
能性が随分高い。ボスの資格を持った大きい雄がいる場合、若
い雄がこのような交配を行うことはない。つまり、ボスの資格
を持った大きい雄がいない場合に集団を維持するために例外と
して許される繁殖行動と解釈できる。では、ボスがいない場合
とは？

繁殖相手としての雌は沢山いるが、繁殖行動を行う雄はボス
1頭しかいない。その1頭しかいないボスが蛇などに食べられ
ていなくなった場合、あるいは老衰で死んだ場合に新しくボス
が選定されることになる。他のエリアの雄が集団内に侵入でき
ないのだから、新しいボスは集団内の雄から選ばれる。そして、
ボスに選ばれた雄の繁殖相手は母親と姉妹を含む集団内のすべ
ての雌ということになる。他に選択肢がないのだから、集団を
維持するためには当然のことのように、このような近親交配が
行われる。すると、ボスが長生きして寿命を全うしたとしても、
代替わりは定期的に起きることなので、人から見て無茶苦茶と

思えるような繁殖行動がハツカネズミの社会では定期的に行われるありふれた繁殖行動ということになる。

　たった一度の観察例に過ぎないが、大きい雄がいなくても妊娠した雌だけで集団作りが可能であることを証明する良い例だと言える。これは飼育実験で簡単に確認できることではあるが、野生のハツカネズミで観察できたという点で、とても貴重な観察例だと言って良い。

C　父親はどの雄か？

　次に、新しく選定された若いボスを含む５頭の雄の父親について考えてみた。彼らの父親は以前捕獲した隻眼のボスか否かについてである。

1　父親が隻眼のボスの場合

　元から鶏舎に住んでいた雌が妊娠した後で捕獲されずに鶏舎に残り、子育てを始めたと解釈した場合だ。父親と家族が両方急にいなくなって、女一人で仕方なく子たちを育てる母子家庭と表現できる。雌は子を守る役目を担っているためか、雄と違って何事にも慎重に行動する。捕獲具の危険性を認識した雌がいてもおかしくない。そして、捕獲を免れた雌が偶々妊娠していたという解釈だ。

　鶏舎にいたすべての個体を捕獲したと証明することは困難である。だから、可能性としては低いが、捕獲されずに雌が残ったという考えを捨てる訳にはいかない。この場合、隻眼のボスが捕獲される前に妊娠したことになるので、５頭の雄の生まれた日はボスが捕まった日（５月17日）より20日後の６月３日より前でなければならない。生後６カ月で頭胴長が80mmになる計算だが、その成長が妥当かどうかは判断できない。

2　父親が隻眼のボスでない場合

　未舗装の13mの道路が大きな障壁になっているため、鶏舎は
ルートを知らない雄がそう簡単に来ることができる場所ではな
い。また、永く隻眼のボスが支配していた場所なのだから、他
のエリアの雄は侵入することさえ容易ではない。一方雌は自由
に行き来することができた。妊娠経験のある大きい雌が２頭い
たが、この２頭は物置小屋で捕まった雌たちと同じように鶏
舎まで移動することはできただろう。そして、鶏舎で出産した。
ボスが一緒に来ようとしないのなら、妊娠した２頭の雌だけが
鶏舎に移住し、新しく集団を作り始めたと解釈することができ
る。しかしこの場合も、何らかの特殊な事情があって滅多に起
きないことが偶々起きたのか、それとも雌が習性として持ってい
ていて進んで行った行為なのかは判断できない。

　この２つのうちのどちらかだが、２であった場合、巣に戻っ
て出産せずに鶏舎で子を産み子育てしていたことになる。どち
らの場合であったとしても、近親交配が可能なのだから、妊娠
した雌だけで新しく集団を作ろうとする場合、強くて大きい雄
は全く必要ない。

D　ハツカネズミの繁殖行動（近親交配）

　ハツカネズミの社会で近親交配が普通の繁殖行動として行わ
れていることは予想していたが、実際に後期鶏舎で行われてい
たことを想像すると正直驚かざるを得ない。ハツカネズミの社
会では、成体になって間もない幼い雄が何の抵抗もなく母や姉
妹を繁殖相手として選んでいることが分かったからである。身
近な生き物にこのような繁殖行動をする生き物はいない。だか
ら、ハツカネズミはとても変わった生き物だといえる。

　自然界では、多くの生き物は成体になった後でより強い個体
を伴侶として選び、結ばれることでより強い子を産もうとする。

そして健全でより強い子を子孫として多く残すためには近親交配を避ける傾向が強い。それは、まるで近親交配の危険性が分かっているかのような繁殖行動と表現することができる。近親交配の危険性とは？

ヒトの場合に例えると、親子は1親等の間柄で兄弟は2親等の間柄。いとこ同士は4親等の間柄であって、4親等以上離れている者同士の結婚は法律上許されている。しかし、3親等以内の結婚は奇形児が生まれてくるリスクが高いと判断され、許されていない。

生まれて来るまでに不都合な遺伝子、あるいは生まれたとしても生きて行く上で不都合な遺伝子が染色体上に設計図として多く書き込まれている。このような、生きて行く上で不都合な遺伝子は劣性遺伝子の場合が多く普段表に出て来ることはない。しかし、近親交配を行うと不都合な形質が時として表に顔を出す。出産前であれば流産となって現れるし、出産後であれば奇形といった形で現れる。ヒトの場合1回の出産で1人しか生まないのだから、このような出産は当然避けるべきだ。子が五体満足に産まれて丈夫に育ってくれることを親が願うのなら、近親交配などもってのほかだということになる。このようにヒトを含めて多くの生き物が避けている近親交配が、ハツカネズミの場合には普通に行われていることが分かったのだから驚くしかない。

ヒトのように、少なく産んで子を大切に育てようとする生き物の場合、この危険性は常に付きまとう。だから近親交配を避けるために、繁殖能力が備わって一人前になった子を強制的に巣から追い出す、と説明すれば分かり良いだろうか。巣立ちが必要な理由の1つは近親交配を避けるためだと私は思っていた。しかし、ドブネズミもクマネズミも、子たちは巣立ちをせずいつまでも親と同居している。そしてハツカネズミの場合、子た

ちはそれぞれが成長して大きな集団の重要な構成員になり集団から離れること無く一生を終える。

今回29頭の妊娠経験雌を調べたところ、およそ８割の雌は６〜８頭の仔を出産していたのだが４頭以下の出産例が４例あった。中でも１〜２頭しか出産しなかった例について考えると何故だろうかと考えてしまう。胎盤上に着床した受精卵の数が極端に少なかったとは思えない。着床した多くの受精卵が近親交配の影響で不都合な遺伝子が発動し、発生途中で生まれること無く死んでしまったと解釈できる。ハツカネズミの場合、近親交配の危険性があったとしても子を多く生むことでその影響を最小限に止められるのだろう。

次に、ハツカネズミの社会で近親交配がごく普通に行われている繁殖行動だとした場合、結果としてどのようなことが起きるのか考えてみた。

50頭ほどの集団内だけで何世代も近親交配が繰り返されていたとすると、集団内の遺伝子内容はどんどん均一なものになっていく。近親交配の仕組みがハツカネズミの習性として取り込まれたのがいつ頃なのかはよく分かっていないのだが、恐らく人の歴史よりもっと古いだろう。仮に1000万年前だとして、その間ずっと近親交配が繰り返されたとすると、結果としてどのようなことが起きるのか。特殊な繁殖行動なので、普通では考えられない、予想もしなかった影響がハツカネズミの集団行動として現れているに違いない。

遺伝子内容が均一になれば子たちの身体的特徴が揃ってくる。遺伝子内容が揃っている状態を分かりやすくヒトで例えれば、一卵性双生児がそれに当たる。遺伝子内容が一致しているのだから、大人になっても身体的特徴がほとんど変わらない。そして性格まで似ているのだから、とても仲が良い。

今回の観察では、頭胴長に着目することで子たちの身体的特

徴が揃っている例をいくつも確認することができた。中でも奈良市で捕獲した3頭の母親は頭胴長だけではなく体重まで揃っていた。一緒に捕まったのだから一緒に行動していたのだろう。そして、体重まで揃っていたのだから、同じ量の餌を食べていたと考えて良い。すると、3頭間に優劣の差がなかったことが想像できる。この3頭の雌たちの関係を想像した場合、一卵性双生児が3人揃っているようなもので、とても仲が良かったのだろうな、と思ってしまう。つまり遺伝子内容が均一で身体的特徴が揃っていると、幼個体の時期だけではなく成長した後も争うことが少なく、仲が良いということではないだろうか。

　実に突飛な発想だが、これはヒトが何故争うのかという根源的な問題にも関わっているように思う。ヒトの場合、相手の行動が理解できない場合に相手を力でねじ伏せようとする。宗教の違いが戦争の引き金になり今も争いが絶えないのは、相手の行動が理解できないからである。一卵性双生児が、言葉にしなくても相手の行動が理解できるのは何故か、そして何故仲が良いのか、不思議と言えば不思議なことに違いない。その不思議なほど一卵性双生児の仲が良いことは見聞きして知っているが、ハツカネズミの場合、仲が良いことを確認するにはどうすれば良いだろうか。ここで、私は1つ大事なことを忘れていることに気が付いた。

　ハツカネズミは成体になった後で頭胴長は僅かずつだが成長し続けているのだ。ヒトの場合沢山食べると単に太るだけだが、ハツカネズミの場合は食べた餌の量が多い個体ほど頭胴長の成長が促進されるのだ。この点に着目すると、仲が良いかどうかを判断することができる。

　例えば遺伝子内容が不揃いな状態で複数頭の子が生まれた場合、子たちの間には個体差が生じる。そして、常に競い合って乳を飲み、餌を食べるのであれば、時間の経過と共に個体間に

優劣が生じてくる。ハツカネズミの場合、食べた餌の総量の差が頭胴長の差になって表れるのだから、少しでも優位な個体の頭胴長は時間の経過と共に増幅されてさらに大きくなるはずである。強い子ほど背が高くなり体格が大きくなってさらに強くなるという理屈だ。そして、その個体差が結果として如実に頭胴長に反映されているのだから、頭胴長を比較すれば子たちの上下関係まで良く分かるはずである。

　今回の捕獲結果のように子たちが成長した後で頭胴長が揃っていた場合は、子たちの間に上下関係がなかったと言って良いだろう。個体間に序列は無く、成体になった後でもほぼ同じ量の餌を食べ続けていたことが想像できる。等しく食べ続けるには集団行動と争わずに餌を共有することが不可欠である。

　妊娠経験のある雌4頭は84mmと84.5mm、92mmと96.5mmだった。そして、雄の場合も80mmを越える雄5頭の内4頭は80.5、80.5、80.5、80mmと揃った大きさだった。0.5mmの差は誤差の範囲と見ることができるので、雄4頭の頭胴長は不思議なほど揃っていたと考えて良い。4頭の雌も4頭の雄も頭胴長が揃っていたのだから、雄も雌も同じ時に生まれた個体間に序列がなく、争うことが少なかったと想像できる。

　つまり、ハツカネズミの社会は近親交配を繰り返した結果、そっくりと言って良いほどよく似た者同士が集まって、争うことなく平和に暮らしている社会になっているのではないだろうか。一卵性双生児のように性格まで似ていて揃って同じ行動を取ろうとするなら、集団内のいろいろな約束事が言葉を使わずに共有されていることが理解できる。集団行動していて相手の行動がすべて理解できるのなら、争う理由が消えて無くなるのではないかと単純に考えてみた。人の社会でも掟を守って行動している限り、村八分にされることはない。

　しかし一方で、私の説に反してハツカネズミの雄が好戦的で

あるという報告があるので、それも紹介しておく。ハツカネズミの雄２頭を閉じられた空間に入れて一緒にすると、決まって争いが始まり、場合によってはその争いはいつまでも続くという報告がある。だから、ハツカネズミの雄が仲良く一緒に行動するなんて信じられない、とその報告を根拠に反論する人が必ず出て来るだろう。ドブネズミの雄には見られない習性であり、ドブネズミの場合は集団以外の個体を助けると言った報告まであるらしい。

　何故ハツカネズミの雄だけが好戦的なのか。ハツカネズミの場合、集団の中で１頭の雄にだけ権力が集中するという仕組みがあるため、その限られた１頭になろうとして雄たちが好戦的になったとしても仕方のないことだ。そして、閉じられた空間に２頭の雄を押し込めて観察する方法は現実的な方法ではなく、同じ集団内で実際にいつも争っているかどうか疑わしい。どちらかが目をそらしてその場から離れれば争いは起こらないのではないか。

　ハツカネズミの雄が好戦的であったとしても、頭胴長が揃っていたのは事実なのだから、事実に沿って解釈するべきである。

　野生状態で集団内の雄たちがどのような生活をしているかを想像した場合、同じ集団内でいつも争っているとは思えない。例えば鶏舎の場合も後で述べるペットハウスの場合も、雄と雌の数はほぼ同数になっている。野生状態では争いの末に敗者が集団から強制的に追い出されたり殺されたりすることがほとんどなかったと言って良い。仮に争いがあったとしても、決着が付くまで争うのではなく、争いはすぐに収拾されて日常の生活に戻っていたと判断できる。

　私の説に沿って解釈すると、丁度、赤塚不二夫原作の漫画にある、６つ子の兄弟、おそ松くんたちのように、６人の遺伝子内容がほとんど同じで力が拮抗しているのだから、仮に争った

としても簡単に決着はつかないのだ。この際、疲れるだけの無駄な争いは封印して一緒に行動することにしようか、と握手でもして争わない方向で雄たちの間に協定が成立していると考えて良いように思える。ヒトより長く地球上に生きて来たのだから、長い年月の間には争わなくてもすむ良い方法を既に取得済みだと考えるべきだろう。

　子たちの頭胴長が揃っていることは前期捕獲終了時には予想すらできなかった。頭胴長順に並べたグラフを作り、解釈する途中で気が付いたと言って良く、何故そうなるのかさえ分かっていなかった。そして、仮説を立てて私なりの解釈を加えたのだが、その時にはまだ疑う気持ちが多少残っていた。しかし、頭胴長の成長曲線を手にし、後期鶏舎の捕獲結果を見直した後で、グラフに対する解釈が間違っていないことを確信した。そして、常に競い合うことを念頭に入れて行動する人間には、想像することさえ容易ではない平和な関係が、ハツカネズミ社会にあるのではないか、と言う考えに至った。

　挿話　プレーリードッグ

　平和な関係を持つ大きい集団という点で、過去に見たことのある映像から探してみると、思いつく生き物がいた。プレーリードッグである。集団内での争いは少なく、それぞれの個体は絶えず集団を意識しながらいつも一緒に行動している。早速調べてみると、ネズミ目(齧歯類)リス科プレーリードッグ属の動物の総称とあり、一夫多妻制だという記述があった。そして、縄ばりを作って他集団とのいざこざがあるという。ハツカネズミと全く同じではないか。

　ハーレムを形成していて、繁殖行動できる雄が1頭に限られているのなら、ハツカネズミ同様近親交配を繰り返す生き物だということになる。近親交配を繰り返す生き物なら、身体的特

徴が揃っていて仲が良く、争うことが少ないのも想像できる。

　ドブネズミの集団について考えている時にいつも浮かんで来る疑問がある。数回の出産で生まれた子たちは成長した後も親元を離れずにいつも親と一緒に行動していることが捕獲の結果から分かっている。クマネズミの場合も親子仲良く集合写真として写っているのだから同じだろう。安定的に餌が確保できる餌場があるから棲みついて集団を作った。では、住みかとして申し分ない場所に集団があったとして、親が死んだ時に子たちはどう行動するのだろうか。素朴な疑問である。残ったすべての子たちが住みかとして申し分ない場所を放棄して分散して出て行くとは考えにくい。親が死んだとしても、十分な餌が確保できる場所であることに変わりがないからだ。子たちがそれぞれ分散して新しく集団を作ろうとしても、餌の確保は容易ではなく、集団外の繁殖相手を探すのも困難であるに違いない。

　私はすべての子たちが同じ場所に仲良く住み続けるのではないかと思っている。ドブネズミがハッカネズミと同様に近親交配が可能だから実験動物として使われているのだとすると、野生状態でもドブネズミは近親交配を繰り返し行っていて、小さいながらも集団生活を送り、子たちは仲良く親と共同生活しているのではないだろうか。もしそうなら、近親交配を繰り返して集団を作っている生き物は意外と多いのかもしれない。

　最後に１つ付け加えると、近親交配を繰り返さないと頭胴長が揃わないのだから、子たちの頭胴長が揃っていることを確認した後期の捕獲は、ハッカネズミが近親交配を繰り返す生き物だということを証明する捕獲だと言い換えられる。観光牧場に運よく住み着いたハッカネズミが数頭いたとして、生息環境が整っていたので大きい集団になった。数回の世代交代を経た後に産まれた子たちの頭胴長が揃っていたのだから、その始まりの数頭の遺伝子内容が元々揃っていたと解釈して良いだろう。

　このことを分かりやすくイヌで例えてみよう。血統書付きの犬種の違う犬が２頭いたとする。その間に生まれた複数の仔はミックス犬として扱われそれぞれが様々な特徴を持って生まれてくる。犬種が違う場合、両親の遺伝子内容が大きく違っているからだ。そして、その産まれたミックス犬を何度交配させても元の血統書付きの形に戻ることはない。逆に、血統書付きの同じ犬種の場合、交配の後に生まれた複数頭の子の姿形はすべて揃っている。数世代前もさらにその数世代前も、両親の姿形が揃っていなければ、子たちの姿形が揃って産まれてはこないのだ。

E　その他のこと

　今回、妊娠経験のある大きい雌がボスを補助する立場にいて一緒に捕まると思っていたが、これも意外なことに設置してすぐに捕まることはなかった。雄の数に比べて雌が少ない。幼個体の数も少ない。多くの個体が捕獲されずに潜んでいる可能性が高い。捕獲具の危険性を認識している雌がいて、幼個体の行動を制御しているのだろうか。

　設置した２箱とも翌日には入り口がしまっていたことで、捕獲具に欠陥があることを改めて確認した。パンが入った箱を見つけてすぐに我も我もと殺到したのだろう。２日後に９頭回収したのだが、雄が７頭いた。雌を押しのけて雄が先に入ろうとしていたようで、雄は雌に比べて競争心が強く軽薄な感じがする。

　空白期間の後に捕まった個体群について、納得できるような解釈が浮かんでこない。85㎜を越える雄がいるのだが、この雄は捕獲具に入ろうとしなかった雄だ。幼個体が多く含まれていて、雄の割合が高い。この個体群は餌付けの後に捕まった個体群なので、進んで入ることをしなかったことになる。そして、

大きい雌がいないので、パンの存在を全く知らない集団のようだ。設置してすぐに入らなかったのには理由があるはずで、パンの存在を認識していなかったのか、あるいは認識していても大きい雌がいて侵入を阻止していたのだろうか。不自然に思える状況が多く、それ以上推理が進まない。これも謎として捉えて最後に謎解きを行った。

2　物置小屋での捕獲

　雌6頭と雄6頭を捕獲という随分少ない結果になった。巣としても餌場としても重要な場所ではないことがあらためて確認できた。捕獲できそうもない場所だという私の見立ては間違っていなかったことになる。

　では、捕まった個体の解析結果はどうだろう。雌6頭のうち4頭は妊娠経験があり、それぞれの個体の頭胴長と体重は、100mm 28 g、97mm 20.8 g、88mm 17.4 g、82.5mm 23.4 g である。前期に物置小屋で捕獲したでかい雌と比べてみても遜色がない。これは物置小屋が単なる通過地点であることの証しかもしれない。今も鶏舎まで行って餌場荒らしをやっているのだろう。前期捕獲で捕獲できなかった75mm以下の雌が1頭捕まっていた（70mm）。幼いので一緒に行動させてもらっていないのではないかと思っていたはずの幼個体が物置小屋で1頭捕まっていたのだ。これを例外と解釈すべきかどうか判断できない。

　この1頭についても、後で私なりの解釈を行った。

脱走の失敗

　後期捕獲の物置小屋では捕獲数が少なかったのだが、とても面白い観察をした。それについて述べることにする。

　点検に行った時に、入口が閉まっている場合があることについては既に述べた。捕獲具の周りに複数匹のネズミがいて、

シーソー板が上がっている時に次に入ろうとするネズミが下に
潜り込んでシーソー板を押し上げると仕掛けがロックされてし
まう。それを改善しようとして改造を行った。捕獲されたネズ
ミが中からロックを解除する仕組みだ。捕まったネズミが中に
ある板を踏むと、ロックが外れて入口のシーソー板が下りる。
一方通行の狭い通路を通り抜けたところにその仕組みを作った。
仕掛けを連動して作動させるためには、離れた場所にその仕組
みを作るのは難しいからだ。5台作って早速使ってみた。

　翌日、中のパンだけ食べて脱走した様子の分かる仕掛けが1
台あった。入口は開いたままだ。おかしい。クマネズミのよう
に連携プレイをして脱走したに違いないと思った。どのように
して出たのだろう。

　面白い観察はその次の日に得られた。

　戸を開けて中に入ると、捕獲具のそばにいたネズミが逃げた。
そして、どこからかカチャカチャと音がする。耳を澄ますと捕
獲具の中から音がしている。捕まって中にいる個体が、入口の
ロックを解除するために用意した板を何度も踏んでいることが
分かった。

　連携プレイをすれば中のパンを食べた後に安全に外に出られ
ることをたった1日で学習した奴らがいて、またもや中に入っ
たということだ。驚くと同時に、しばらく笑いが止まらなかっ
た。

　ネズミは外敵に出会った時にできるだけ音をたてないように
する。その存在を知られないようにするためだ。モールス信号
の様にさかんに板を踏んで音を出す行為は、そのことと矛盾し
ている。最後に残った1頭が、外にいたはずの1頭と協力して
出ようとした時にちょうど運悪く私が入っていった。慌てて外
にいた1頭が逃げたのだ。音が出るとしても、その行為が外に
出ることに直結する唯一の行為だと知っているため、その行為

に集中していたのだろう。1つのことに集中すると周りのことはどうでも良くなるらしい。

クマネズミの捕獲でも同じようなことがあったのを思い出した。例の儀式のような行動が行われた時のことである。そしてハツカネズミでも、共同作業を行って仲良く餌を食べることがあるのを確認した。もちろん、相手の行動が理解できないと連係プレイはできない。これも滅多に観察できるものではない。是非、同好の人がいれば伝えたいと思った。

3　事務所での捕獲

事務所では、成体雌が捕獲されていないのに幼個体（雄と雌）が捕獲されていた。一緒に行動する成体雌がいなかったのだろうか。捕獲数が少なかったので、重要なエリアではないということになるが、面白い観察を1つ紹介する。

2階にも部屋があり巣になりそうもない物が雑然と置かれていたが、糞があったので、2台設置した。そのうちの1台でのことである。捕まったネズミと外のネズミの間で情報交換されないように、それぞれの捕獲具は画用紙で作ったカバーで覆われている。

12月7日。見てすぐにネズミが捕まっていることに気が付いた。捕獲具周囲に小さいパンの小片が沢山落ちている。捕獲具を移動させると、捕獲具が置かれていた場所に無数の小さいパンのかけらが落ちていた。でかいクマネズミを鶏舎で捕獲した時と同じ状況だ。頭胴長80mm 16gの雄が単独で捕まっていたので、この雄個体の仕業ということになる。画用紙で作ったカバーが無ければ捕獲具の外にも散らばっていただろう。パンを小さく噛み切って周囲に放り投げるだけの単純な行為を何時間も繰り返していたことになる。何のための行動なのか。雄だけの習性なのか？

4　ペットハウスでの捕獲

　捕獲数が減って来たので、残る1つの小屋での捕獲を願い出た。最も多くのネズミがいると思われる場所だが、なかなか捕獲させてもらえなかった場所だ。

　年中暖房をしていて巣が多くあるだろうと思っていた場所で、ようやく捕獲の許可が下り中に入ると、大きい陸亀までいた。飼育員お気に入りの大きいインコまでいるので、単なる小屋と呼ぶには相応しくないと思い、ペットハウスと名付けた。時々、お気に入りのインコを飼育員さんが室内で放し飼いにすることがあるので入室を制限されていたわけである。多くの小鳥と小動物が飼育されていて、飼育籠がいくつも並んでいる。そして、その飼育籠の中にまで入って餌をあさるハツカネズミがいるとのことだ。目撃例が最も多いこの小屋は、一列にいくつも立ち並ぶ小屋の中ほどにある。2間半四方の大きさで冬場に暖房を切らしたことがない（写真44）。大抵の野ネズミは、長い冬を乗り越えて暖かくなる春に繁殖行動が始まるそうだが、年中暖かくて餌が豊富なら、実験室内で繁殖させる場合と同様に、年中繁殖行動が可能だと考えて良い。生息場所としては最高の場所だ。中が空洞の木製の棚が一列に並んでいて、地面に近いところに出入りするための小さい穴がいくつもある（写真45）。

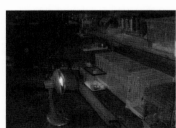

写真44　室内はいつも暖かく保たれていた

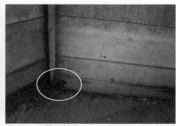

写真45　囲み部分に穴が空いている。年季の入った出入り口だ

捕獲結果を散布図にした。

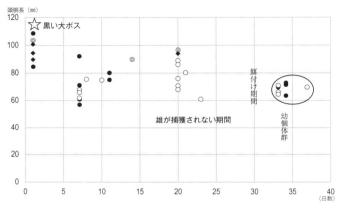

図16　横軸は捕獲までの日数を表し、縦軸は頭胴長を表している。●は雄個体でそれ以外は雌個体、妊娠経験のある雌は◎で表している。◆は妊娠中の雌である

12月16日。2箱を設置した。（捕獲具の数に限りがあったため）

12月17日。点検に行くと、食いちぎられたパンの小さい小片が箱の隅から沢山こぼれていた。画用紙で作ったカバーの一部が2台とも齧られて穴があいていた（写真46,47）。4頭捕獲されていたうちの1頭はでかくて黒い個体だった。動画にして残しているが、この黒個体は最も活発に動き回っていた。残り3頭

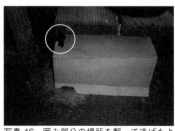

写真46　囲み部分の場所を齧って逃げたようだ

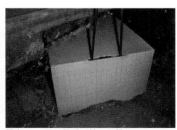

写真47　同じ個所が外から齧られているように見える。下の方も齧られているが、この場所は捕まった個体が齧れる場所ではない

のうち1頭はパンの下に潜り込み、もう1頭は動きが少なく背中の毛が少し毛羽立っていた。前期捕獲で隻眼のボスと一緒に捕まった雄がそうであったように、全身の毛が毛羽立つのが強いストレスの状況下にあることの表れだとすると、ストレスを起こさせる原因となった個体はどれだろう。私は、でかい黒個体がそうではないかと感じた。

　以前研究施設に送った黒個体が雌だったので、交配させるために次は雄の黒個体を送って欲しいと言われていた。生きたまま送ると、こちらは雄個体とのことであった。

　合計6頭捕獲し、解析の結果、黒い個体を除いた残る5頭の内訳は雄2頭（109mm 18.6g、85mm 16g）雌3頭（104mm 32.6g、94mm 23.8g、92mm 21.8g）であった。そして雌は3頭とも妊娠中だった。

　解析結果は予想通り、でかい雄と雌ばかりという結果になった。雄の黒個体のデータが手元にないので相対的な比較しかできないが、雄の黒個体が最も大きかった印象が強い。最も活発に動いていた雄の黒個体がハーレムの主かもしれない。雄に関しては、最も頭胴長の長い雄がハーレムの主であって真っ先に捕獲具に入る。それも、前期物置小屋の捕獲例のように、雌についても大きい個体がすぐに入るだろうと思っていた。捕獲して解析を行った雄のうち、最も頭胴長の長い雄の頭胴長は109mmと、不思議なことにボス以外に途轍もなく頭胴長の長い雄が1頭いたことになる。

　1週間後に、設置する場所を工夫して5台を設置した。捕獲具の予備がそれほど多くなかったからである。合計9頭捕獲できたが、雄雌共に設置してすぐに捕獲した個体を上回る個体はいなかった。やはり、真っ先にハーレムの主が、今お気に入りの雌たち（妊娠中の雌）と一緒に捕獲具に入ったことになる。そして、雄の場合頭胴長の長い個体ほど早く捕獲される傾向があ

る。

　前期の鶏舎での捕獲同様、雄が捕獲されない期間が20日ほど
あり、その期間の中ほどで雌だけの個体群が捕まった。鶏舎と
合わせて二度同じような観察結果を得られたのだから、単なる
偶然とは思えない。鶏舎と全く同じ状況で同じようなことが起
きたのだから、まだ解明出来ていないだけで、誰も知らない面
白いルールがきっと潜んでいるに違いない。もちろん、安全を
確認した後に他のエリアから来た個体群という解釈だ。すると、
捕獲具を設置してから20日後にはペットハウスを根城にしてい
る個体が随分少なかったことになる。前期鶏舎で雌だけの個体
群が侵入して捕まったのは捕獲具を設置し始めてから90日ほど
経過して後だったことと比較して随分短い。

　図16の丸で囲った幼個体群は、設置してすぐにボスたちと共
に２箱に分かれて捕まった幼個体たちなのだが、その時には運
よく脱走することができたが、パンの誘惑に負けて再び捕まっ
た個体群なのだろう。何故集団脱走だと判断したかについては、
少し長くなるが、ペットハウスの状況を理解するために必要な
ことなので詳しく説明する。

　A　幼個体たちの集団脱走

　捕獲後半の餌付けの後、１月18日に捕まった個体群（丸で囲っ
ている）は頭胴長65㎜くらいの粒のそろった幼個体ばかりで、
同じ箱に７頭も捕まっていた。同じ日に大きい個体は捕まって
いない。一晩の間に捕まったので、７頭は集団で行動していた
ことになる。回収時にとても面白い観察をしたので、その時の
様子について詳しく述べる。

　１月18日。５日間の餌付けの後に、２箱のうちの１箱に７匹
捕獲（新記録）したが外に持ち出してカバーをはずすと、すぐに
幼個体が脱走した。記録するのが先だと感じて、一旦カバーを

元に戻して、坂を下ったとこ
ろにある駐車場まで運んで
行った。カバーをはずし、急
いで残る6匹の写真（写真48）
と動画を残したが、その際さ
らに黒ネズミ1匹が脱走した。
写真にはまさに逃げ出そうと
して登って来る黒ネズミの様
子が映っている。

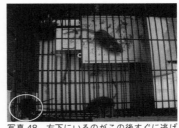

写真48　左下にいるのがこの後すぐに逃げ
た黒個体

　その時に、どこからどのようにして逃げ出したのかを確認す
ることができた。ほとんどの個体はカバーを外した時に身を隠
そうとするのに、この個体は逃げ出せる場所を初めから知って
いたかのように線材を登ってすぐに逃げた。U字形に曲げた線
材近くに間隔の広い部分があり、そこから逃げたのだ。その部
分だけは小指の先を差し込むことができたので、小指の先を差
し込める隙間があれば、ある大きさ以下のハツカネズミは逃げ
出せるということを初めて知った。それにしても手際が良すぎ
る。

　逃げ出した場所は、12月17日に写真として残した場所、つま
り初めてカバーを齧られた部分と一致した。しかも、その時に
設置した2箱とも齧られていたことが写真として残っている。
それまで齧られたことがなかったので不思議に思って撮影した
のを思い出した。初めて齧られた日が特定できたということだ。
前期捕獲では3〜4日放置しても、この様にカバーを齧ってま
でして脱走した個体はいなかった。また、その後の12月23日に
は幼個体をまとめて捕獲しているので、脱走しようとして画用
紙を齧ったとしても脱走できるとは思っていなかった。

　データを分析するようになり、ある謎について考えている時
に、あることに気が付いた。それは、図16の捕獲後半に捕まっ

た7頭の幼個体群のことである。私は粒の揃った幼個体が捕獲後半まで捕獲されずに残っていたことと、大きい個体が一緒に捕まっていなかったことを不思議に思った。幼個体は大きい個体と一緒に捕まるか、もしくは大きい個体が捕まった後で幼個体同士仲良く捕まるかのどちらかだ。

　気が付いたことは、図を見ると、12月17日に捕獲した個体の中に幼個体が含まれていないことである。カバーの一部が齧られているのを確認したのもその時が最初なので、一旦捕まった幼個体たちはその日のうちに脱出できたのだろう。そしてまた捕まったと解釈した。何故なら、今回の脱走があまりにも手際が良すぎたからである。

　しかし、逃げ出せる場所を知っていたはずなのに、12月23日には画用紙を齧ってまでして逃げようとはしていなかった。何故だろう。12月17日は初めてペットハウスに捕獲具を設置した日だ。そして、カバーを齧ってまでして脱出しようとした個体が初めて現れた日だ。逃げ出した幼個体たちにとって12月17日という日は余程切羽詰まった状況があったに違いない。そう思って調べ直してみた。捕獲具内には大きい雄の黒個体がいて、小さく噛み切られたパンの小片が無数に落ちていた。録画映像を何度見直しても、暴れまわっている黒い雄個体がハーレムの主としか思えない。以下に、その日に起きたであろうことを想像してみた。フィクションである。

　黒いボスはパンを噛み切って小さくし、周りにまき散らしている。いつまでたってもその行為をやめようとしない。ただでさえ落ち込んでいるのに、ボスがパンを投げつけてくる。パンのかけらが当たる度に、ボスがひどく怒っているのが伝わってくる。大きい雌でさえパンの下に潜って難を避けようとしている。ボスの怒りを抑えることができないからだ。当たり散らされている他の者たちは緊張状態が続き、強いストレスで胃が痛

くなっている。毛がどんどん立ってきて、このままでは死んでしまいそうだ。子ネズミたちは何とか出ようとして画用紙の齧れるところを探して齧り始めた。齧った場所に運よく少し隙間の大きいところがあったので、逃げ出すことができた。続けて何頭もの子ネズミが逃げ出してから、ボスがパンを投げつける頻度が急上昇した。

　図16で、雄が捕獲されない期間の後に捕まった7頭の幼個体群は、まとまって捕まっているので一緒に行動していたと考えた。しかし、まとめ役としての大きい個体がいない。まとまって捕獲される幼個体群には、妊娠経験のある雌、またはボスの資格を持った雄が必ずいたので何故だろうと思っていた。

　この謎について私は以下のように解釈した。

　カゴの隙間から逃げ出すことのできた個体は、ふるいにかけられ下に落ちた砂粒のようにある大きさ以下の個体に限られている。約1カ月間にわたって隙間から逃げ出すことのできた幼個体だけが残ってしまった。教習期間中なので勝手な行動が許されない、自立できない幼個体ばかり残ったという解釈だ。まとめ役としての大きい個体は捕まってしまいいなくなったので、幼個体だけで集団を作り行動しなければならない。そうせざるを得ない状況が、人によって作り出された。通常ではあり得ないことだが、非常事態だ。一度捕まったことがあるので慎重に行動していたのだが、5日間の餌付けの後なのでパンの誘惑に負けてしまい、一緒に行動していた7頭が次々と捕獲具に入った。まとめ役がいれば、やめろと言ったのかもしれない。

　つまり、1月18日に捕まった7頭の幼個体は設置してすぐにボスたちと一緒に捕まるはずだった幼個体群という解釈である。常に監視され守られているはずの幼個体は2部で説明したように、大きい雌や雄が捕獲具に入ろうとしない場合、許可なく捕獲具に入ることはできない。一塊になった個体群がそのよい例

である。成体と幼個体では捕獲具に対する行動が全く異なっていると言って良い。このような幼個体の習性は前期捕獲の結果から推測できたのだが、後期捕獲でも改めて確認することができた。そこで、今回確認できたことを今後仮説として扱うことにする。

仮説6　集団の行動範囲に豊富な餌が現れた場合、成体が安全な餌であることを確認した後でなければ、幼個体は餌を食べることができない。

仮説に従ってもう一度想像してみた。脱走できた幼個体たちが再び捕獲具の周りに大勢集まっていたことは間違いないだろう。捕獲具に入ってパンを食べようとするのだが、規則に縛られていて幼個体たちだけで決断することが困難な状況と言って良い。恐らく、捕獲具周辺で成体が現れるのを待っていたのだろう。そして2部で紹介した一塊になった個体群の場合のように、たまたま成体が1頭いて捕獲具に入ろうとしたのなら一斉に一緒に入ろうとしただろう。しかし、幼個体たちがいくら待っていても、一緒に入る成体が現れない。だから仕方なく幼個体たちだけで捕獲具に入ることを決意したのだ。

幼個体たちが随分遅れて捕獲具に入ったのは周囲に成体が全くいなかったからだと解釈することができる。すると、早い段階で成体に関して捕獲が完了していた可能性がある。

さらに、もう1つ引っ掛かることがある。7頭の幼個体たちはすべてボスのいる部屋から脱走したのだろうか。ボスたちは1つの捕獲具に4頭揃って捕まっていたので、7頭を加えると11頭になる。あり得ない。その時の記録を読み直してみた。

ペットハウスで4頭B（24.1g ♀、16.0g ♂、18.7g ♂、黒個体　パンのばらまきが多かった）と2頭A（32.9g 乳頭、22.0g 乳頭）を捕獲し回収した。4頭の中には黒個体1頭がいた。

　２つの捕獲具に分かれて入っていたのなら理解できる。そして、その時に設置していた２箱ともカバーの同じ場所が齧られていた。これは写真として残っている。では、２箱に分かれて捕まっていた幼個体が仲良く脱走したしたと解釈すべきだ。ボスと一緒に捕まった幼個体のうちの１頭は必死になって出る方法を発見して出ることができた。続けて出た幼個体もいるだろう。では、もう１つの箱の中にいた幼個体はどのようにして出たのだろう。脱走できることは全く知らなかったはずである。

　もう１つの捕獲具の状況がどうだったのか見直していて、あることに気が付いた。今更ながらという思いが強いのだが、大きい雌２頭は乳頭がはっきりしているので子育て中だったのだ。解析結果によると、この２頭は揃って妊娠している。子育てしながら、次の子をお腹に宿している頑張り屋さんの雌だ。相部屋になった幼個体をいじめるはずがないし、幼個体たちもいつも世話になっている大きい雌を置いてあえて脱走しようとはしなかったはずだ。ボスのいる部屋とは大違いである。

　そうなると、ボスの脅威から逃れるために必死になって出る方法を探していて運よく出ることができた幼個体が、もう１つの箱に登ってカバーを齧り仲間を救出した可能性がある。写真をもう一度確認してみると、実際にボスがいた部屋とは違って齧られた場所が限定されていた。２つの写真を何度見比べても、場所を選んで効率的に外から齧ったように見える。しかし、本当のところは分からない。

　もしかしたら、母親を助けようとしたのかもしれない。そんな馬鹿なと思われるかもしれないが、口から血を流してまで仲間を助け出そうとしていたクマネズミのことを考えると、充分あり得ることである。

B　ダメージの詳細

　ペットハウスは冬の間中ずっと暖房をつけ続けているのだから、ネズミたちにとって寒さから身を守るための最高の場所だと言える。飼育員さんたちの情報を総合して最も目撃の多い場所がこのペットハウスで、身を隠す場所も多いので、沢山のネズミが棲みついていると思って期待して捕獲に臨んだ。

　しかし、捕獲結果を見ると予想外に少ない。鶏舎に棲みついていた集団の個体数が50頭ほどだったことと比較すると随分少ないと言って良い。仕事をこなしながら余った時間にデータ整理を行っていたので、そのことに気が付いたとしても、深く考えずに放置していた。元々、クマネズミ相手に苦戦し続けていたのだから捕獲できないことの方が多く、その捕獲できない状況に慣れてしまっていたのかもしれない。

　ある書物には、ハツカネズミが移動する距離の最長記録は17mとある。わざわざその数字を記録として残すくらいなのだから、そのことを報告した人は驚いたのだろう。鶏舎とペットハウスの間の距離はおおよそ30mなので、その距離を軽く越えてしまう。だから、ペットハウス集団は鶏舎と関わりを持たない独立した集団という認識だった。その認識に立って考えた場合、少ない捕獲例だけで解釈を加えようとしても無理がある、と思って深く考えることも無く放置していた。しかし、黒個体が鶏舎で捕まったことを考えると、関わりが無いとは言い切れない。そう思い直して調べ始めると、推理は意外な方向へとどんどん発展していった。

　雌だけの個体群は除いてペットハウスで捕獲した個体の散布図を作った（図17）。

　集団として明らかにダメージを受けている。雄と雌両方とも成体の数が少なかったのだが、成体雌の捕獲数が少なかったことについては思い当たることがある。それは前期捕獲の影響だ。

　物置小屋で捕まった雌群と鶏舎で捕まった雌だけの個体群の
２つの個体群は真っ先に捕獲具に入った個体群なので、それぞ
れが力のある大きい集団に属していて優位な立場にいる集団だ
と解釈した。そして、その２つの個体群は同じ集団に属してい
る可能性が極めて高いと解釈した。力のある大きい集団といえ
ばペットハウスの集団なので、彼女たちは揃ってペットハウス
から来たのではないかという疑いが浮上してきた。

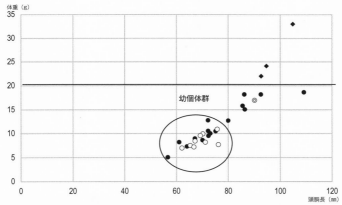

図17　ペットハウスの捕獲結果。雌だけの個体群は除いている。●は雄個体、○は妊娠経
験の無い雌、◎は妊娠経験のある雌を表し、◆は妊娠中の雌である。幼個体数は雌９、雄
10

　とんでもない考えだが、糸口が見つかったのだから放置して
いる場合ではない。そこで、ダメージの詳細についてペットハ
ウスで捕獲した雌を２部で紹介したもう１つのグラフにして考
えてみた。

　頭胴長の長い順に並べただけなのだが、成長曲線を手にした
後で見直すと意外と面白いことが判明した(図18)。

　半人前の幼個体たちと妊娠経験のある雌４頭である。３頭は
妊娠中で、そのうちの２頭は子育て中でもある。幼個体たちと
他の４頭との差が随分大きく、若い適齢期の雌がいない。前期

の捕獲終了時から５カ月経過しているのだから、遡ってペットハウスの状況を推理しなければならない。

●の個体群は多くが75mm以下の幼個体である。冬場に暖かい生育環境で育ったので鶏舎よりも大きく育つことができた幼個体たちだとすると、生後２カ月未満なので10月頃に生まれた秋生まれの幼個体群ということになる。幼個体たちが生まれる前の状況を考えると、ペットハウスには雌が４頭しかいなかった。

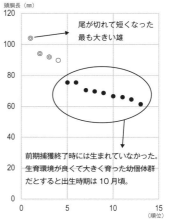

図18　ペットハウスで捕まった雌を順位別に並べた。雌だけの個体群は除いてある。縦軸は頭胴長を表し、横軸は順位である。○は妊娠経験のある雌を表し、◎は妊娠中の個体を表している

成体の雌４頭のうち２頭は乳頭がはっきりしているので、生後20〜40日の授乳中の幼個体が13頭ほどいて、捕まっていない可能性がある。出産したのは11月中旬だろう。そして２頭は妊娠中なので、さらに個体数は13頭ほど増える。10月頃の出産から数えて合計約７回の出産がこの時期に集中していて、短期間に個体数が45頭ほど増えることになる。

雌の数が４頭にまで減少したことが原因で、異常な繁殖行動がペットハウスで始まっていると解釈できる。パンの影響を受ける前の前期鶏舎の捕獲結果をそのまま引用すると、鶏舎では春産まれの幼個体が生まれた後の雌の数は25頭だった。飼育員さんたちからは、最も多くのネズミがペットハウスにいるはずだと聞かされていたので、25頭よりもっと多くいたはずの雌の数が、10月頃に４頭にまで減少していた計算になる。ペットハ

ウスは目撃例が多く、最も生息環境の良い場所なので、個体数
が鶏舎集団より少ないとはとても思えない。21頭以上の雌が行
方不明になって帰って来なくなったというわけだ。

C　行方不明者の捜索（雌の場合）

帰って来ないのは捕獲具で捕まってしまったからだろう。
データがすべて手元にあるので可能性のある雌をリストアップ
した。

1　前期物置で捕まった９頭
2　前期に鶏舎で捕獲した雌だけの個体群が８頭
3　後期に物置小屋で捕獲した５頭の雌
4　後期にペットハウスで捕獲した雌だけの個体群９頭
5　後期に鶏舎で捕獲した大きい雌２頭

後で説明するが、３の５頭はペットハウスに捕獲具を設置し
た後、11日以上経過して捕まっているのでペットハウスを根城
にしている雌ではない（図21）。４の雌だけの個体群９頭も、ほ
とんどの個体が捕獲されていなくなった後で侵入しているので、
ペットハウスの雌ではない。

残る雌をすべて合計すると19頭になる。21頭以上が行方不明
なのだから、まだ足りない。そのため、自然死と蛇による捕食
が原因で減少したと解釈した。鶏舎の例ではその減少数が５
〜６頭だったので、その数を合計すると24〜25頭になる。しか
し、その場合でも集団で行動している１の９頭と２の８頭のど
ちらか一方を一斉に候補から外すことはできない。外した場合、
残る候補者の数が15〜16頭ほどにしかならないからだ。そして、
５の後期鶏舎で捕獲した２頭までも候補から除外すると、13〜
14頭になる。

すると、鶏舎で捕まった雌だけの個体群と物置小屋で捕まっ
た雌群、合計17頭は揃ってペットハウスから来たことになる。

実に意外なことだが、ペットハウスと鶏舎が繋がっている可能性が大きくなった。

　鶏舎で捕まった雌だけの個体群と物置小屋で捕まった雌群が同じ集団である可能性が高いことは、既に2部で詳しく述べた。後期捕獲の結果からも同じことが推測できたのだから、揃ってペットハウスから来た雌たちだと判断して良いのではないか。ジグソーパズルを例えに出して説明したが、ペットハウスで捕まった大きい雌4頭が欠けているピースに当たるのではないだろうか。力のある大きい集団、つまり、ペットハウスにいる雌たちばかり真っ先に出先で捕まったという解釈だ。2章では俄かに信じがたいと表現したが、後期捕獲の観察結果からも同じ結論が導き出されたのだから、事実として受け入れるべきだろう。

　しかし、ペットハウス集団以外の集団が全くいなかったとは考えられない。どこかに別の集団が住みついていることは十分考えられるし、後期の捕獲結果からもそのことを窺い知ることができた。では、他の集団の雌は何故捕獲前期に捕まらなかったのだろう。その時の状況を推測してみた。

　捕獲具の中に入ってパンを食べる行為は最も優位な立場にいる集団（ペットハウスの集団）にしか許されていなかった。何故か。狭い通路を通って奥にあるパンを食べようとする行為は、すぐに逃げられないという点で、弱小集団の雌にとって危険極まりない行為だからである。幼個体たちが親の許可なくパンを食べることができなかったように、ボスが捕獲具に入らない場合に多くの個体が捕獲具に入れなかった時のように、集団間の序列まではっきりしているのなら、弱小集団の雌たちが捕獲具に入ることはできない。羨ましそうに遠くから見ているだけだった。

　こう解釈すると、捕獲前期にペットハウスの集団だけ捕まっ

ていた状況をうまく説明できる。捕獲エリアにいる集団がいくつかあったとして、集団間の序列がはっきりしているということだろう。最も力のある集団に属している雌たちは常に優位な立場にいて躊躇うこと無く捕獲具に入ったが、弱小集団の雌たちはパンに近寄ることさえ容易ではなかったという解釈だ。しかし本当だろうか。

D　行方不明者の捜索（雄の場合）

　幼個体以外の大きい個体の数が雌4頭に対して雄が6頭にまで減少していたのだから、ほぼ同数の雄が行方不明になっている。

　雄についても、雌と同様に15〜20頭が行方不明者になっているものとして捜索を行った。雄は鶏舎まで行くことができなかったのだから、鶏舎以外の場所で捕まった成体雄をリストにして挙げてみた。

　1前期物置小屋で捕まった5頭

　2後期物置小屋で捕まった6頭

　3事務所で捕まった4頭

　物置小屋でも事務所でも途切れること無く捕まった雄たちなので、それぞれの雄たちは同じ集団に属している雄たちだろう。合計すると15頭になり不思議と近い値になった。前期捕獲で鶏舎以外の雄が捕まったのは物置小屋の5頭だけなので足りない。この5頭がペットハウスから来たとしても、その他の雄は後期の捕獲で捕まったと考えるしかないことになる。

　全く予想もしていない展開になってきた。ペットハウスの雌たちが鶏舎まで出かけていたとすると、雄も雌と同じように長距離を移動していた可能性は大きい。雄は縄張りを越えて移動できないはずなので、捕獲結果をそのまま解釈すれば、ペットハウス集団が支配するエリアは物置小屋にまで及んでいたこと

になる。

　その時の状況を調べるために、捕獲エリアごとにどのような個体がいつ捕まったかを散布図にしてみた。

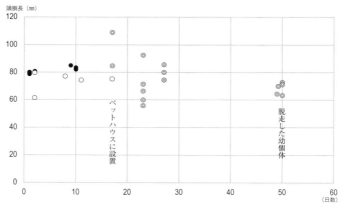

図20　後期に捕獲した雄を捕獲場所別に分けた。鶏舎は除いてある。●は事務所、○は物置小屋、◎はペットハウスで捕獲した

　ペットハウスに捕獲具を設置する前に事務所と物置小屋で多くの雄が捕獲されている。そして、ペットハウスに捕獲具を設置し始めた後では他のエリアで雄が捕獲できていない。何故だろう。そのことを考えていて、ペットハウスに捕獲具を設置し始めたのは他のエリアでの捕獲数が少なくなったのが理由である事を思い出した。

　捕獲の状況からして、ペットハウス集団の多くの雄が、ペットハウスに捕獲具を設置するまでに出先で捕まってしまったと解釈できる。捕獲後期に捕まった成体雄を合計すると16頭になり、捕獲前期に物置小屋で捕まった5頭を合わせると21頭になる。比較するために同じ条件でペットハウス集団の雌の数を合計すると、後期鶏舎で捕まった大きい雌2頭を除くと21頭になる。ほぼ同数になったのだから、捕獲後期にそれぞれのエリア

で捕まった雄たちはすべてペットハウスの雄だと判断して良いことになる。そして、雄の捕獲結果を認めるならば、鶏舎で捕まった雌だけの個体群と物置小屋で捕まった雌群、合計17頭が揃ってペットハウスからきたことも、同時に認めざるを得ない。

　偶然かもしれないが、私としてはこの推理に十分満足している。それにしても何故このようにはっきりした結果になったのだろう。考えられる理由は、捕獲具が特殊な構造であることと、集団間の優劣がはっきりしていることの２つである。

1 捕獲具の特殊性

　捕獲具の中には１枚のパンが入っていてあたり一面に匂いをまき散らしている。そのパンを食べるためには狭い通路を通って奥の部屋に入らなければならない。争うことを避けたいのであれば、弱者は捕獲具に入ることはできない。

2 集団間の優劣

　縄張りがはっきりしている場合、他集団の雄はエリア内に立ち入ることはできない。雌は他集団のエリアに侵入できるが、捕獲具周辺にいる多くの個体との争いを避けたいのであれば捕獲具に入ることはない。率先して捕獲具に入れるのは、常にその場所で最も優位な集団に属している個体である。

　ネズミたちがこの２つを忠実に守って行動しているとすると、ペットハウス集団の雄の行動に対する解釈は正しいと言え、次いでペットハウス集団の雌に対する解釈も正しいと言える。

　思いがけない方向にどんどん推理が展開して来たが、ペットハウス集団の雌の解釈には多少疑問点が残っている。単に数合わせをしたに過ぎない。そこで、ペットハウス集団にいるネズミたちの行動を全体として捉えて、雌の動きを調べることにした。

E　ペットハウス集団の捕獲率

　成体雄は残らず捕獲できた可能性が高い。では、成体雌と幼個体についてはどうだろうか。

　雌についても同様にグラフにしてみた。

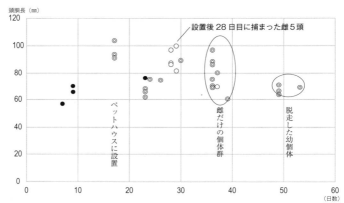

図21　後期に捕獲した雌を捕獲場所別に分けた。横軸は捕獲までの日数を表し、縦軸は頭胴長を表している。○は物置小屋、●は事務所、◎はペットハウスで捕獲した

　雄と雌では捕獲のされ方が異なっている。このグラフを初めて目にした時にはそのような感想しか浮かんでこなかった。しかし、それぞれの個体がどのような順で捕獲具に入ったかを調べ、推理した上で詳細に見てみると、いろいろな傾向があることに気が付く。

　例えば、ペットハウスに捕獲具を設置し始めるまでの期間中に事務所と物置小屋では成体雌が捕まっていない。パンの味を知っている雌たちが他のエリアでパンを見つけた場合、雄たち以上に躊躇うこと無くすぐに捕獲具に入っただろう。そう考えると、ペットハウスに捕獲具を設置するまでの期間中に、ペットハウス集団の大きい雌は物置小屋にも事務所にもいなかったことになる。では、成体雌も捕獲し終えたと言って良いだろうか。

　物置小屋で設置後28日目に捕まった雌５頭（○）について考え
てみた。ペットハウスに捕獲具を設置した後、11日後に物置小
屋で捕まったので、ペットハウス集団の雌ではないと判断した。
とても重要なことなので詳しく説明する。

　これらは、体が大きいのでパンを食べたことのある雌たちだ。
捕まった時期を見てみると、物置小屋と事務所で成体の雄たち
が捕まった後であると分かる。物置小屋は鶏舎に行く時に必ず
通る場所なので、この５頭が捕獲後期になって現れたパンを認
識していなかったとは考えにくい。パンの存在を知っていたが、
ペットハウス集団の個体（雄と雌）がいる期間中は捕獲具に入っ
てパンを食べることができなかったのだ。ペットハウス集団の
成体、すなわち邪魔者がいなくなったことを確認した後で、初
めて捕獲具に入ることができたと解釈できる。だからペットハ
ウス集団の雌ではない。弱小集団の雌だからこういう行動を
とったのだろう。そして、雌だけの個体群はペットハウス集団
の個体が少なくなったことを確認した後に捕獲具に入った。

　このように解釈すると、後期捕獲終了時にペットハウス集団
の成体雌は残らず捕獲できたと考えて良いことになる。やはり、
雌に対する解釈も間違っていなかった。そして、弱小集団の雌
たちまでパンの存在を認識して食べていたことが捕獲結果から
明らかになった。

　幼個体についても、一旦脱走したにもかかわらず再びパンの
誘惑に負けて集団で捕まっている。集団で行動していたのだろ
う。成体と幼個体両方共、捕獲できずに残った個体数は少なく
全体としてペットハウス集団の捕獲率が随分高いと考えて良さ
そうだ。

　ここまで解析して初めて分かったことなのだが、鶏舎の集団
を合わせると、観光牧場に住む２つの集団をほとんど捕獲して、
その構成を調べたことになる。駆除するという観点で評価する

ととても良い成績が得られたと言えるのではないか。物置小屋には巣になりそうな場所ではないので、物置小屋とペットハウスの中間あたりにもう１つ別の集団があることになる。雌だけの個体群もペットハウスの集団ではないので、同じ理由でもう１つ別の集団、ペットハウスより不利な立場にいる弱小集団を想定しないと説明ができない。

　ペットハウス集団以外に弱小集団がいくつかあったとして、その集団の雌はしたたかに行動してペットハウス集団の縄張りに侵入して餌を食べているが、雄は全く侵入できなかったことが捕獲結果から想像できる。

　Ｆ　その他のこと

　意外な事にボスと４頭の成体雌、そして幼個体のほとんどが他のエリアに捕獲具を設置した期間中、暖かいペットハウスから外に出ずに、室内だけで餌を食べていたと判断した。何故か。ボスは最も優位な個体であり、大きい雌はパンの味を知っている雌である。だから、ボスと４頭の雌はパンを見つけた場合、躊躇うこと無くすぐに捕獲具に入るはずである。他のエリアに設置した捕獲具に入らなかったのだから、およそ２週間、全く外出していなかったと言って良い。これもボスの習性に関する新しい発見と言える。

　捕獲前期の鶏舎ではボスが捕獲具に入ろうとしない場合、多くの成体が捕獲具に入れなかった。これは多くの成体雄が常にボスの存在を気にして捕獲具に入ることを躊躇ったからだと解釈した。では今回、他のエリアで捕まったペットハウス集団の成体雄たちは捕獲具に入ったパンを見つけた場合、躊躇うことなくすぐに捕獲具に入っているのは何故だろう。

　ボスは寒くなると暖かい部屋に籠りきりで外に出ようとせず、その事を他の雄たちが知っていたからだと解釈すると、捕獲前

期の説明と矛盾しない。

　図20を見ると雄の幼個体は物置小屋で捕まった1頭だけが例外で、他の雄幼個体たちはペットハウスから外に出ていなかった。機械は決められたことを正確にこなすが、生き物はそうではない。約束事があったとしても、例外的に動く個体が必ずいるはずだ。その点で、この例外の幼個体1頭はホッとさせる存在と言って良い。恐らく、世話係としての大きい雌がほとんどいなくなり、頼りにしている大きい雌が部屋から出ようとしないからだろう。例外的な行動をする個体の出現率は雄の幼個体の場合10分の1ということになる。

　逆に、他の雄幼個体たちはペットハウスから出ていない。これは世話係の成体雌が外に出ようとしないからだと解釈できる。雌の幼個体も含めると、8割の幼個体が部屋から外に出ていないのだから、捕獲前期の結果から推測した成体雌と幼個体たちの関係、つまり、親でなくとも成体雌が協同して幼個体たちの世話をするという解釈と大きく矛盾しない結果となった。

　そうなると、図21のグラフの丸で囲った幼個体群だけが異質だ。成体と幼個体の行動の違いがはっきりと現れている。一旦脱走したが、餌付けの後で再び仲良く捕まった幼個体群とする解釈は間違っていなかった。

　脱走した幼個体たちを再び捕獲した際に2頭の幼個体が逃げ出したのを目撃したのだが、幼個体は慎重な行動をとるので、捕まえにくい。危険だと認識されれば、入ってもくれないことが予想できた。すべての捕獲エリアで10日ほど餌付けを行ったのだが集まってこない。成体はほとんど捕獲できたと判断して、ここで後期の捕獲を終了した。

2章　データの整理と謎解きの再開

　捕獲が終了して、前期と後期のデータがすべて手元に揃った。しかし、沢山の謎が残ったままだ。捕獲条件がそれぞれ違うのだが、謎解きに役立つはずだと思っていろいろな角度から資料を整理し、手掛かりを探すことにした。取り組む対象となる最も大きな謎は、雄が捕獲されない期間中に捕まった雌だけの個体群についての謎だ。仮説を立て、一旦はそれなりに説明を加えていたのだが、全く同じ状況で全く同じ事が二度起きたことで、この謎の不思議さが、以前より数倍にも大きく膨らんでしまった。珍しいと思われるこのような行動が、違った場所の異なった集団内で偶然２回起きるとは到底思えないからだ。どのような目的で雌たちがこのような行動をしたのか。なんとしても解き明かしたいという思いが強くなり、その謎解きに再度取り組むことにした。

1　雄が捕獲されない期間は何故出現したのか

　謎解きを始めた頃にはとても不思議なことだった。ハツカネズミの習性について何も知らないのだから、いくら考えてもこの謎に対する答えが出て来ない。不確かなことを元に何度推測を繰り返しても、考えを前に進めることができなかった。

　しかし、このことについて考えていて１つのグラフを目にした時に、初めて暗闇の中で明るく光る物を見つけたように感じたのである。確かなこととして扱って良いことが初めて見つかったのだから、記念すべき発見と言って良い。そして、この発見をきっかけに謎解きは着実に進んだ。解釈の足場を固めるためにはどうしても必要なことなので、そのきっかけとなる大切なグラフと初期の頃の謎解きの顛末について詳しく紹介する。

　異なった場所で二度確認できたのだから単なる偶然ではない。何故そんなことが起きたのか考え直してみた。雄は軽薄で競争

心が強く、捕獲具の中のパンを認識すると、雌を押しのけ競い合ってすぐに入るというイメージがあった。図20と図21を見比べてみて改めてそう思った。本当にそうだろうか。入り口高30mmの捕獲具を用いて捕獲した場合の捕獲までの日数を、雄について調べた。

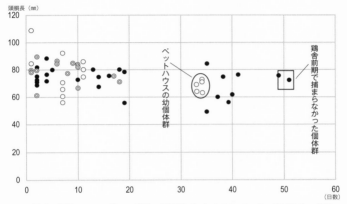

図22　横軸は捕獲までの日数で、縦軸は頭胴長（mm）を表している。●は鶏舎、○はペットハウス、◎は物置小屋と事務所で捕まった

　雄61個体の内うち46個体が20日以内に捕まっている。それも、それぞれのエリアで頭胴長の長い順に捕まる傾向が認められる。遅れて捕まっている個体群の内訳を調べた。3つの個体群からなっている。丸で囲った個体群はペットハウスの幼個体群だ。例の一度脱走したことのある幼個体群なので、20日以内に他の雄たちと一緒に捕まっていたはずの個体群である。四角で囲った個体は、鶏舎前期に捕獲されずに残った幼個体だと解釈できる。それ以外は図15で鶏舎後期に後で捕まった個体群と一致した。この個体群は設置してすぐに捕獲具に入ろうとしなかった個体群なので、パンの存在を認識していなかったのか、あるいは認識していたとしても入ることができなかった個体群である。すると、捕獲具内のパンを認識した雄はその大部分が20日以内

に捕獲具に入ったことになる。とてもはっきりした結果で驚きである。誰も目にしたことのないグラフがまた1つ手に入った。

　パンの存在を認識した雄が捕獲具の周囲に沢山いたとして、20日以内にほとんどの成体が捕獲具の中に入っている。逆の見方をすると、パンを認識した成体雄が残らず捕獲具に入るのには20日ほどかかると見ることもできる。頭胴長の長い順に捕まる傾向があるので、集団内にあるルールを絶えず気にしながら順番待ちしている雄が周囲に沢山いたからではないだろうか。雄が捕獲されない期間というのは、ほとんどの雄がさっさと捕まってしまって、捕獲具周辺に雄がほとんどいなくなった期間と言える。

　何故このようにはっきりした結果になったのか、理由を3つ考えてみた。設置場所とパンの効果、そして、群集心理である。

　パンの存在を認識していない雄は入ろうとすらしないはずなので、多くの雄がすぐに認識できる場所に設置したことが良かったのだろう。そして、パンを餌として用いたのも良かった。餌として使用したパンは、焼き立てなら周りにその匂いをまき散らしている。室内に設置したのだから、多くのネズミはすぐにパンの存在を認識できた。

　後期捕獲の終盤、ネズミを回収するために、ごみ箱として使用されることの多い縦長のプラスチック容器を持参した。小屋から外に出して捕獲したネズミを中のパンと一緒に容器に移した。その時、新しく仕掛けをセットし直すためにパンを入れている最中にガタンと音がした。振り向くと、容器は倒れ、1頭のネズミが急いで逃げている。放し飼いにしている豚が傍にいて倒したことが分かった。匂いが拡散する屋外で、豚が容器の中の少量のパンの匂いに気が付いて倒したということだ。豚の嗅覚は鋭いが、ネズミの嗅覚も犬に負けないぐらい鋭いと聞いたことがある。その嗅覚を利用して地雷探知ネズミを育成して

いるという話まで聞いた。パンの匂いに気が付いてすぐにネズミたちは集まって来たのだろう。

人だかりがあったり行列があったりすると、つい何事だと思って気になってしまう。人の世界ではそれを群集心理と呼んでいるが、集団で暮らすネズミに同様のものがあっても不思議ではない。雄の場合、誰と一緒に、どのタイミングで捕獲具に入れば良いのかを気にしながら順番待ちをしている様子が、図22の散布図から窺い知ることができる。頭胴長の長い順に捕まる傾向が強いからだ。やはり、雄は軽薄で競争心が強いと言える。

すべてのネズミたちが集団内にある取り決めを忠実に守って行動しているならという前提でネズミの行動を推理し、謎解きを続けてきたのだが、例外的に思い付きで行動するネズミが沢山いた場合、前提としていることが崩れてしまう。それは、これまで行ってきた解釈に対する信用性は著しく低下し推理することさえ無意味なことになってしまう。例外的に思い付きで単独行動するネズミがいるのかいないのか。仮にいたとしてその数は多いのか少ないのか。ネズミたちの行動を推理する上で、常にこの前提にしている部分が最大の関心事だった。

このグラフを初めて目にした時、とても驚いたのを覚えている。不安に思っていた最大の関心事が一気に解消したと感じたからだ。今回手にしたグラフは、とてもはっきりした傾向を示していて、ネズミたちはほとんどの個体が集団内の規則に従って行動していると言って良いだろう。例外的に行動する個体がどの程度いるのかを表すための言葉として例外個体の出現率、という言葉があるとすると、成体雄の例外個体の出現率は0だったのだ。

考えていることは正しい、だから自信をもって推理して良いぞという立派なお墨付きをネズミたちから直接貰ったようなも

のである。

　雌についても同じようにして調べた。雌だけの個体群と鶏舎後期に後で捕まった個体群は除いてある。

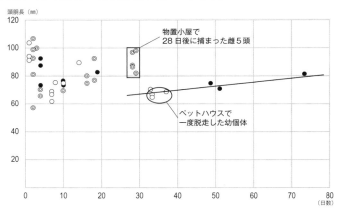

図23　●は鶏舎、○はペットハウス、◎は物置小屋と事務所で捕まった

　20日までに捕まった雌が多くいることから、雄と一緒に行動している雌が多くいたことが分かる。ただし、雌の個体間に雄のような競争があるようには見えない。まるで雄に遠慮し、躊躇しながら仲良く捕まったように見える。丸で囲った4個体はペットハウスで脱走した後、再び捕まった幼個体である。そして、四角で囲った5個体は物置小屋で設置後28日目に捕まった雌5頭、弱小集団の雌なので容易に捕獲具に入ることができなかった個体群だと判断した。

　残りの鶏舎で捕まった3頭(●)の解釈は容易ではなかった。中でも最も遅く捕まった80㎜を超す1頭をどう解釈すれば良いのか、最初は全く分からなかった。75㎜を越えているので成体ということになるが、成体が捕獲されないまま、何故1頭だけが最後まで残ったのか、不思議で仕方がなかった。

　そのまま解釈すると、雌の場合、雄と違って成体が1頭だけ

で単独行動する場合があるということになる。そして、雄と違って単独行動する成体雌がいるのなら、捕獲を免れた成体雌が鶏舎に残っていた可能性は大である。この雌が例外としての雌なのかどうか、最大の関心事と表現したのがこの雌の行動である。しかし、他の捕獲例（図22、23）と照らし合わせてみても成体雌の単独行動は全くハツカネズミらしくない。

　これも謎の１つだったのだが、頭胴長の成長曲線を見た後ではすっきりと説明できる。捕獲具が閉まっていたので捕獲具に入ることができなかった３頭の幼個体が成長した後に捕まった、と解釈できる。80mmを超す１頭は最も遅く捕まったので、その間に成長したと解釈すれば、不安が解消された上に謎がすっきりと解ける。

　すると、75mm以下の幼個体が図に実線で示したように成長したのだから、成長の割合まで推測することができる。そしてこの解釈が正しいとすると、成体は単独行動ではなく常に集団を意識しながら行動していると考えて良いだろう。幼個体だけが捕獲されずに残ったのは、幼個体だけで纏まって行動する習性があって、捕獲具に殺到したからである。そして、一旦捕獲具に入りそびれた幼個体は容易に単独で捕獲具に入ることができない。最も遅く捕まった雌個体がそのことをよく表している。そして、成体雌の例外個体の出現率は雄と同様０だった。しかし正直なところ、まだ疑う気持ちが多少残っている。この解釈が正しいことを願うばかりだ。

　この解釈が正しいとすると、雌も雄と同じ様にパンを認識した成体は例外なく20日以内に捕獲具の中に入っていることになる。設置する場所さえ良ければ、１つのエリアに生息するハツカネズミの成体を捕獲するのに、１カ月もあれば良いのだ（私は鶏舎で４カ月間捕獲を続けた）。逆に、１カ月は捕獲を続けないと、ほとんどの成体を捕獲したとはいえないことも分かっ

た。

　重要な餌場、巣の近く等、１つのエリアに住む個体のほとん
どが必ず立ち寄る場所に捕獲具を設置すると、およそ１カ月で
その大半を捕獲することができる。そして、４カ月以上継続
して行った鶏舎前期の捕獲結果は、１つのエリアに住む集団のサ
ンプルとして信頼できるデータということになる。謎解きをす
る上で前提として使って良い条件が２つ新たに加わった。

　１　多くの個体が必ず立ち寄る場所、重要な餌場、巣の近く
等で１カ月捕獲を継続して行えば、集団内のほとんどの成体を
捕獲できる。

　２　鶏舎前期に捕獲した集団は１つのエリアに住む集団の標
準的なサンプルとして扱うことができる。

　そのため、雄が捕獲されない期間というのは、雄だけではな
くエリア内に住むほとんどの個体が捕獲されていなくなった後、
捕獲されずに残った数少ない幼個体雄が次に捕まるまでの期間
ということになる。謎が１つ解けた。

2　雌だけの個体群についての謎

　これも一度だけの観察ならたまたまそうなったと言われても
返す言葉がないが、同じ状況で二度起きたのだから、ある目的
のためにハツカネズミが日常的に行っている行為ということに
なる。説明できないのは、その目的を知らないからだ。それは
もちろん、ハツカネズミにとって有利に働く習性に基づいた行
為でなければならないし、その行為についてなるほどと、膝を
叩いてにっこり笑える解釈が加えられるべきだ。

　違った場所で二度同じことが起きたのだから、まず共通点を
挙げてみた。

1 捕獲された場所

　２つの場所はネズミたちにとって住むには理想的な場所だ。

ペットハウスは一年中暖かいし、鶏舎はいつ行っても餌が尽きること無く豊富に用意されている。両方共できれば移り住みたい場所だろう。

2 捕獲された時期

エリア内の成体がほとんど捕獲されていなくなった後、10日以上が経過している。

3 捕獲された集団

いずれも妊娠中の大きい雌が1頭いる。一緒に捕まった雌は大きさが揃っていない8頭前後の集団で、75㎜以下の幼個体が3頭以上含まれている。

4 捕獲された期間

4～5日の間に集中して捕まっているので集団で行動している。

以上のことをまとめると、妊娠中の雌が幼個体を含む8頭位の集団を作って他のエリアから、住みかとして申し分ない場所に、元の住人がほとんどいなくなった頃を見計らって幼個体まで引き連れて集団でやって来たことになる。

雄が尿バリアを越えて他の縄張りに入れないのだとすると、住みかとして申し分ない場所を妊娠中の雌が見つけた場合、雌仲間を連れて雌だけの集団を作って移住し、新たに集団を作ろうとすることがあるように思える。妊娠した雌が新しく集団を作る目的で移住してきた、という考えだ。この発想は大きい雄が全くいなかった後期鶏舎での捕獲結果を思い出し、その結果を改めて睨んでいて閃いた。これなら、幼個体まで連れて来た理由も良く分かる。とても面白い習性を発見したと思ったので、何としても証明したいと思った。

背景として最も重要なのは近親交配を平気で行うという点だ。親子だろうと兄弟姉妹だろうと、躊躇うこと無く当たり前のように近親交配するのだから、集団を作る時に強くて大きい雄

は全く必要ない。産んだ雄の子の成長を待って、その子と交配すれば集団を作ることができる。近親交配が許されるのだから、雌がその気になれば実に簡単なことだと言える。

　そんな馬鹿なことはないと頭ごなしに怒鳴られそうな考えであることは承知している。学者研究者と呼ばれる人たちに私の考えを伝えた時、どのような反応が有るのか目に浮かぶようである。試しに研究職に就いている友人にポロっとそのことを漏らしてみたのだが、怪しい物でも見たように急に目つきが変わった。そして私は無口になった。

　口から血を流してまで仲間を助けようとするネズミがいるなどということは今まで誰も考えていなかったが、ネズミたちは当たり前のようにこの行為を行っている。観察した私でさえ驚いたのだから、証拠になる写真が手元になかった場合、そんな馬鹿な事はないと真っ向から反対され、冷ややかな沢山の目が我が身に突き刺さってくるのは明らかである。

　もしこのような習性がハツカネズミの雌にあって、状況が整い次第、躊躇わずに雌たちが進んでこの行為を行うのなら、雌だけの個体群の謎が解ける。ファンタジー好きの私にしてみれば、最も理解しやすく腑に落ちる解釈なのだが、世間は全く認めようとしないだろう。しかし、今まで推理してきたことをつなぎ合わせると、すべてのことが同じ方向を示していて、決してあり得ないことではないのが分かって頂けると思う。

　偶然起きたかもしれないと思っていたことが、違った場所で同じ状況で二度観察されたのは事実である。起きたことを確率で判定しようとする考えがあることは承知している。例えば、８枚のコインの表裏に雄と雌の字を大きく書いて同時に投げた結果がすべて雌だった場合、「おお凄い！」と誰もが感動する。もう一度投げて再びすべて雌になった場合、人はおお凄いとは言わない。額にいっぱい皺を作って、何か仕掛けがされている

のではないかと疑うはずである。このとんでもなく珍しい出来事が観察されたのだから、雌たちはある目的を持って意図的に集まり、先住者がいなくなったのを確認した後に揃って侵入してきたと考えるしかない。それがどのような目的なのかを考えようとするのは、至極当然の成り行きである。

ヒトが現れ始めたのは2〜300万年前に過ぎない。言葉を獲得し文字を作り出してから一気に増殖したのだが、数千万年前から既に地球に住んでいたネズミさんにはもっと敬意を払うべきだろう。言葉を持たないからといってネズミが下等な生き物でヒトが上等な生き物だとは限らない。言葉を持たない分だけ個体間のコミュニケーションがうまく行われていると考えるべきで、ヒトと変わらない高度に発達した社会で暮らしていることを認めてみてはどうだろうか。

証明するための手掛かりとして残っているのは捕獲後期に鶏舎で捕獲された大きい2頭の雌たちである。仕方なく鶏舎に居残った先住民の生き残りなのか、それとも他のエリアから移住目的でやって来た雌なのか。その解釈の違いは大きい。

前者であった場合、お腹に子を宿した母親が無人島に漂着したようなもので、他に選択肢がなかったため止むを得ない行為であったと言える。後者であった場合、妊娠した雌たちは最も安心できる巣に戻って出産せず、わざわざ鶏舎で出産していたことになる。ネズミの場合、出産する場所が巣になるのだから、移住する目的であえて鶏舎で子を産んだのだ。そんな馬鹿なという行為をネズミがあえて選択したのだから、学者であっても反論できまい。しかし、移住目的でやって来たことを証明できるだろうか。ネズミたちに直接聞かないと分からない、実にデリケートな問題だ。

次に紹介するのは、謎解きを初めてすぐに作った2つのグラフである。雄と雌の違いが実に良く表れているグラフなのだ

が、何故違いが現れるのか最初は全く分からなかった。長い間その解釈に苦しんだグラフと言って良い。

A　データから分かる雄と雌の違い
捕獲したすべての個体について、頭胴長と体重の関係を調べた。

A　雄の場合

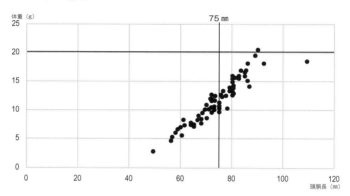

図24　横軸は頭胴長を表し、縦軸は体重を表している。75mm以下の個体数は38で75mm以上の個体数は38である

ほとんどの個体が20g以下で、頭胴長75mm以上の個体と以下の個体数が同じになった。75mm以上の個体を成体とするなら、成体の個体数が意外と少ない。頭胴長と体重の間に正の相関関係が認められる。成長するに従って体重が増えているだけで、特に変わったところは見られない。と、初めてこのグラフを見た時に私は思った。しかし、頭胴長の成長曲線を見た後では次のような解釈になる。

成体になって、およそ75mmで成長が一旦止まった後もすべての個体が成長し続けている。成長し続けないとこの様な結果にはならない。つまりこれは、ハツカネズミが成長し続けている

ことを証明できるグラフと言って良い。

　離れて右の方に1頭いるのは、ペットハウスで捕まった頭胴長109mmの雄だ。この雄に対する解釈も当初の解釈とは違ってきている。長生きしないと109mmにはならない。ボスとして長く君臨してきたから、頭胴長が109mmにまで大きくなったのだろう。繁殖能力が落ちて来たので、暴れん坊の黒い雄にボスの座を譲った老ボスといったところだろうか。そう解釈すると、引退したボスは強制的に追い出されることも無く集団内に残っていることになる。

　この老ボスを含め、ほとんどの個体が20g以下ということになる。隻眼の雄もこの散布図の中にいるはずだが、埋もれてしまって探すのが大変だ。優先的に食べる個体がいたとしても、体重の増加につながるほどの餌の一人占めはなかったことになる。ハーレムの主は筋肉質で素早く動けることが重要だから、体重が増えてはいけないのだろう。もしそうだとすると、体重を測定するだけではボスは特定できないことになる。ボスの存在さえ疑問視する学者がいるとした場合、その原因は頭胴長を調べないことにあるのかもしれない。

B　雌の場合

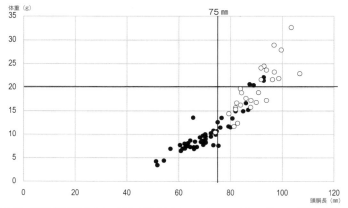

図25　横軸は頭胴長を表し、縦軸は体重を表している。75mm以下の雌は37個体、以上の雌は47個体である。○は妊娠経験のある雌を表していて、29頭いた

　こちらは雄の結果とは随分異なった結果になった。およそ75mm以下の個体に妊娠経験のある雌がいない。これは既に述べた通り繁殖能力のない幼個体たちと考えて良い。そして、太って頭胴長まで大きくなった雌の数が雄より多く、妊娠経験雌の数が異常に多くなった。

　雄と雌の習性の違いが大きく反映していると考えられるのだが、何故こんなにも雄と異なった結果になったのだろう。野生のハツカネズミを調べたデータがあれば比べる必要がある。過去に野生のハツカネズミを沢山捕獲して得られたデータが見つかったので、それと比較してみた。浜島氏が1961年に行った捕獲実験である。

　データでは、数カ所の捕獲場所から採集された323頭（雌158頭,雄165頭）の外部計測を行っている。雄と雌の頭胴長と体重の平均は雄165頭（73.77mm,12.63g）、雌158頭（72.25mm,12.44g）となった（浜島1961,1964）。

　雌と雄の違いはそれほど顕著ではない。むしろ、雄の方が少し大きいと言う結果になっている。仮に、浜島氏が私と同じように結果を散布図にしたとしても、雌の散布図は雄と変わらない結果になっただろう。私の結果は雄76頭（73.82㎜ 11.60g）、雌84頭（77.45、13.35g）で、雌の方がはっきりと大きい。比較して変わらないのは雄の頭胴長だけで、雌については頭胴長、体重共に浜島氏の結果より大きくなった。捕獲総数は私の２倍なので、浜島氏の結果の方が野生のハツカネズミの特徴をよく表していると考えられる。雌雄共に同じ餌を食べているのなら浜島氏の結果と同じになるはずだ。

　では何故今回雌がこのような結果になったのか。このグラフを初めて目にした時、全く理由が分からず、それ以来檻に入れられた熊のように部屋内を何度も往復することになった。

　ただ、頭胴長の成長曲線が手に入ってハツカネズミが成長し続ける生き物だということを知った後であれば、謎解きはすんなりと終わっただろう。それまで、私がその解釈にどれほど苦戦したか、その様子が良く分かる初期の頃の推理の顛末を紹介する。謎解きが終わった後で読み直してみてもその解釈は色褪せてはいないし、謎解きの為に不可欠な一項だと思うので省くこと無く付け加えることにした。

B　太って大きくなった雌ネズミたちの謎

　浜島氏のデータと比較して雄の結果にそれほど差がなかったということは、問題になるのは雄と雌の習性の違いである。捕獲条件のうち、使用した餌と捕獲方法が異なっていれば、習性の違いによってその影響が雌の結果になって現れることがあると解釈した。捕獲条件の違いによって強く影響を受けているのは頭胴長と体重で、どちらも食べる餌に起因する。餌の内容が雄と雌で大きく違っていたと考えるべきだ。それも頭胴長75㎜

以下の雌では無く、75㎜以上の雌にだけ影響を与える餌とは？

　捕獲条件の違いのうち、まずパンの使用を疑った。研究施設に黒ネズミを届けるまでのしばらくの間黒ネズミを飼っていたことは既に述べた。送った2頭が両方雌だったので1頭処分したそうだ。処分した1頭のコメントには、あり得ないほど皮下脂肪が多いとあった。栄養価の高いパンを食べ続けた雌はすぐに太る傾向があるのだろうとその時に思った。しかし、雄には何の影響も及ぼさず、頭胴長75㎜以上の雌にだけ大きく影響を及ぼすことなどあるのだろうか。それも、今回の捕獲に限って起こった現象に違いない。

謎に対する私の解釈

　雄と雌の習性の違いによって、捕まるまでに食べたパンの量が雄と雌で大きく違っていたと考えるしかない。雄は多くのパンを食べること無くすぐに入って捕まったので、結果として現れなかった。我先に競い合うように捕獲具に入ったのだから多くのパンを食べていない。それに対して雌は捕まるまでに雄よりも多くのパンを食べていたと考えられる。

　前期鶏舎では捕獲後半の約2カ月の間パンを食べ続けた個体たちがいる。捕獲具の入口に置いたパンの小片が食べられ続けている以上捕獲を中止できなかったからだ。1回のパンの交換時に約1／3〜1／4枚の食パンを切り分けて3台の捕獲具の入口に置いた。3日に一度パンの交換を行ったのだから、2カ月では20倍。2カ月間の総量は食パン5〜7枚前後にしかならず、少ない。しかし、捕獲開始早々パンを食べに来ていた黒い大きい個体を目撃している。前期捕獲では4カ月間捕獲具を設置していたので、10〜14枚ほどのパンが捕獲具に入ろうとしない個体たちに食べられ続けていたことになる。しかも、誘因効果を上げる目的で改造を行った捕獲具の入り口には、それまで

より多くのパンの小片が置かれていた。その分を加えると、14枚以上のパンが捕獲具に入ろうとしない個体に食べ続けられたと考えて良い。しかも、限られた数頭だけで食べきれる量ではない。個体によって食べる量が違っていたとしても、多くの雌に等しくパンを食べる機会が与えられていたことになる。

では、捕獲具に入ろうとしない個体とは？　餌場荒らしを行っていた雌たちはより安全に食べることができる方を選んだので、入口に置いたパンだけ食べて捕獲具に入らず帰って行った。その結果、太るだけ太って鶏舎では捕まらなかった。黒ネズミが鶏舎で捕まらなかった理由について私なりの解釈を加えたのだが、その通りのことが起きていたと解釈するしかない。

鶏舎に住んでいたネズミがほとんどいなくなってから、およそ2カ月もの長期間遠いところから続々と大きい雌たちがパンを食べに来ていたとして、その結果が雌の散布図に表れているとしたらどうだろうか。あり得ない話ではない。そもそも捕獲具に入ったが最後、その個体はそれ以降パンを食べ続けることはできない。だから、長期間パンを食べ続けること自体が特殊な状況にあったと捉えるべきだろう。そうなるとやはり、捕獲具入口のパンだけを遠慮がちに食べて捕獲具に入らず帰っていったと解釈するしかない。このような特殊な状況で雌たちが長期間多くのパンを食べ続けることができた場所は、唯一捕獲前期の鶏舎だけである。そしてもちろん、先住民である鶏舎の雌たちは縄張り内にある餌に対してこんなことはしないだろう。

雄は縄張りを冒してまで鶏舎に行くことはできないが、雌は自由に行き来できた。それを証明できるグラフと言って良い。

しかし、ここで1つの疑問が生じてくる。パンを食べ続けて太ったとしても、多くの生き物は頭胴長、言い換えると身長まで急に大きくなるわけではない。そこでまた仮説が必要になって来る。

仮説7　餌が栄養価の高いものに変わると、それ以降、頭胴長の成長が促進される（これも実験で確認できる）。

　ハツカネズミの成長の仕方が多くの哺乳類、鳥類と異なっていることについては既に述べた。パンを長く多く食べ続けた個体程その影響が頭胴長の成長に表れているという解釈だ。この解釈を元に図25を見直すと、捕獲された雌の成体のうち、ほとんどの個体が長期間パンの恩恵を受けていたことになる。そして、結果として育ち過ぎた雌がすべて捕獲前期に鶏舎まで来ていたことになる。捕獲した成体雌のうち、これほど多くの雌が鶏舎まで来てパンを食べていたとは、とても信じられないが、事実に違いない。そこで、パンを長期間食べ続けることができた雌たちの詳細を調べることにした。

C　捕獲後期に捕まった雌たち

　知りたいのは図25の雌のうち、捕獲前期にパンをたらふく食べて運よく捕まらなかった雌についての詳細だ。彼女たちは捕獲前期に捕まらなかったのだから、まず捕獲後期に鶏舎以外の場所で捕まった雌たちについて調べた。ただし、分かりやすくするために雌だけの個体群を除いた（図26）。

　これも意外なことに、実にはっきりした結果になった。2つにグループ分けできる。丸で囲ったのは幼個体で、それ以外はパンの味を知っている成体雌ということだ。もちろん、幼個体たちは10月頃に生まれたのだからパンを食べることはできなかった。

　捕獲前期の鶏舎で捕獲した雌たちのうち、20ｇ以上の個体が1頭しかいなかったことを考えると、成体は揃って大きいと言える。すると、9頭の成体雌は全て捕獲前期に鶏舎でパンをたらふく食べたが、運よく捕まらずに巣まで帰った雌ということになる。

　ペットハウスで捕まった４頭の雌は同じ集団だ。そして、物置小屋で捕まった５頭のうち４頭は揃って捕まったのだから、同じ集団で仲が良かったのだろう。物置小屋で捕まった４頭はペットハウス集団以外の弱小集団の雌なので、ペットハウス集団以外の雌たちまで鶏舎に置かれていたパンの存在を知っていたことになる。

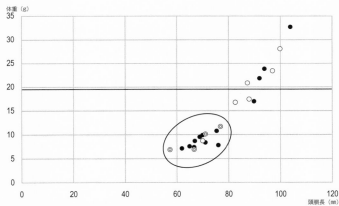

図26　縦軸は体重を表し、横軸は頭胴長を表している。●はペットハウス、○は物置小屋、◎は事務所で捕獲した雌である

　捕獲前期に長期間パンを食べ続けた雌たちの詳細が分かってきた。ペットハウスの雌のうち捕獲前期に捕まった雌が17頭と、巣まで戻った雌が４頭の合計21頭。ペットハウスで捕まった雌だけの個体群が８頭と、物置小屋で捕まった５頭の合計13頭がペットハウス集団以外の雌で、分かっているだけで合計34頭になる。ペットハウス集団以外の雌も加えると、34頭以上の雌がパンの存在を知っていた可能性がある。

　しかし、捕獲前期に鶏舎でパンをたらふく食べて運よく捕まらなかった雌、そして捕獲後期に捕まった雌はまだ残っている。それは捕獲後期に鶏舎で捕まった雌たちだ。２頭の雌がとても大きかったのでこれを外すわけにはいかない。

D　再度、後期鶏舎の集団についての考察

　太って頭胴長まで大きくなった雌はすべて捕獲前期に鶏舎で
パンを長期間食べ続けていたと結論付けた。すると、鶏舎後期
に捕まった２頭の大きい雌は長期間捕獲具入り口に置いたパ
ンの小片を食べ続け、なおかつ前期に捕獲されなかった雌とい
うことになる。鶏舎の雌であれば捕獲具に入ることを躊躇わな
かったはずなので、この２頭は鶏舎に元から住んでいた雌では
ないと言い切ってよさそうだ。しかし、とんでもない説を証明
しようとしているのだから軽々に扱う訳にはいかない。

　後期鶏舎で捕まった集団は、２頭の雌が出産した子たちを育
てて新しく作り始めた集団だと解釈した。そして、産んだ子た
ちの父親が一体誰なのかをテーマに取り上げた。父親が隻眼の
ボスでない場合、後期鶏舎で捕まった集団が雌だけで移住して
きたことの実例として扱うことができる。もう一度そのテーマ
で考え直してみた。

　父親が隻眼のボスだとするなら、父親がいなくなった後で仕
方なく暮らし始めた母子家庭と表現することができる。仲間が
ほとんどいなくなり、鶏舎はペットハウスの雌を中心とする34
頭以上の大きい雌が我が物顔で餌場荒らしをしている、修羅場
だと言って良い。数の上では圧倒的に不利な立場にいる。そん
なとんでもなく不利な状況で、捕獲具入り口に置いたパンの小
片を密かに長期間食べ続けることができたのだろうか。

　パン目当てにやって来た大勢の雌たちが、単独行動する雌が
多くてお互いの行動に無関心だとすると、運よく捕獲されずに
残った先住民の親子でもパンを食べ続けることができる。しか
し、パン目当てに大挙してやって来た雌たちの多くはパンを優
先的に独占できる、力のある集団に属している雌たちだと解釈
を行った。そして、その力のある集団はペットハウスから来た
集団である。その場合、他の集団を排除する傾向が強く、集団

に属していない者が長期間パンを食べ続ける状況ではなかったはずだ。

　鶏舎前期の様子を調べるために、別の角度からグラフを作った。鶏舎を根城にしている個体群がどのように捕獲されたかが良く分かるグラフだ。

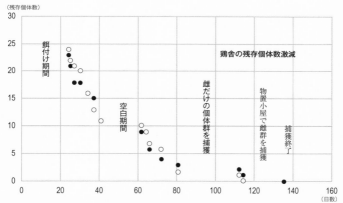

図27　横軸は捕獲までの日数、縦軸は残存個体数を表し、●は雌、○は雄個体を表している

　鶏舎に捕獲具を設置し始めておよそ80日で鶏舎にいた個体の残存数は激減している。そして、80日を過ぎて捕まった５頭は捕獲具に入りそびれた幼個体である可能性が高い。幼個体だけが随分後で捕まる場合、周辺には同じ集団に属している顔見知りの成体がいなかった可能性が高い。そのことについて既に詳しく説明している。このことだけで考えてみても、鶏舎集団の成体雌が捕獲されずに残っていたとは考えにくい。

　パン目当てにいくつかの雌集団が餌場荒らしをしていたとして、最も力のある大きい集団(ペットハウスの集団)に属していた８頭の雌が、まず雌だけの個体群として捕まった。その約１カ月後、やはり力のある集団(ペットハウスの集団)に属していた９頭の雌が物置小屋で捕まった。力のある集団の雌が減って

きているのだから、立場上弱い個体が数個体残っていたとして
パンを長期間食べ続けるチャンスが全くなかったとは言えない。

　しかし、計算上分かっているだけで、残る17頭の雌たちがパ
ン目当てに鶏舎まで来ていた。ペットハウス集団以外の弱小集
団のうち、13頭(ペットハウスに現れた雌だけの個体群8頭＋
物置小屋で後期に捕まった5頭)の雌たちがパンの存在を知っ
ていたのだから、捕獲できなかっただけで17頭以上の雌がパン
目当てに鶏舎までやって来たことは十分想像できる。

　もし仮に、弱者(2頭の成体雌)が運よく捕獲を免れて残って
いたとしても、付け入る隙はなかったと考えて良いのではない
か。ペットハウス集団の雌がほとんどいなくなった後で、2番
目に優位な集団の雌たちがパンを独占しようとするなら、集団
に属していない2頭の成体雌が捕獲具入り口にあるパンを長期
間食べ続けることができたとは考えられない。

　2部で既に述べたが、前期捕獲を終了する際にどのような理
由で終了の判断を下したのか、もう一度説明する。捕獲具入り
口に置いたパンの小片に喫食が有る場合、捕獲できないネズミ
が周辺にいることになる。しかし、物置小屋で捕獲し始めた後
に捕獲具入り口に置いたパンの小片の喫食量が減り始め、全く
喫食が認められなくなった。その後しばらく放置すると、パン
の小片にカビが生え始めたのである。よって、その時には、鶏
舎に置いた捕獲具周辺にネズミがいなくなったと判断して捕獲
を終了した。

　断定することはできないが、状況証拠は随分揃った。鶏舎後
期に捕まった大きい2頭の雌は他のエリアから来て前期捕獲で
運よく捕まらなかった雌、そして移住を目的として鶏舎で出産
した雌たちだと考えて良いのではないか。状況からして、彼女
たちが移住してきた時期はペットハウス集団の雌たちがほとん
ど捕まった後の前期捕獲が終了した後である可能性が高い。そ

してもちろん、彼女たちはペットハウス集団の雌ではなく２番
手の集団の雌である可能性が高いと考えられる。

　新しく集団を作る時に雄が必要ないことは、鶏舎後期にすぐ
に捕まった集団が実証していた。その集団を作った２頭の雌が
鶏舎以外の場所からやって来た移住者なのだから、雌だけの個
体群も新しく集団を作る目的で鶏舎にやって来たと考えて何ら
矛盾するところは無い。妊娠した雌だけの移住は、条件さえ整
えば雌たちが進んで行っている行為、習性として持っている行
為だと言って良いのではないか。

E　妊娠雌がペットハウスに戻らなかった理由

　では、何故ペットハウスまで戻って出産し子育てする雌がこ
れほど少なかったのだろう。ペットハウスで出産していれば惨
状を防げたはずである。

　妊娠した雌がいたとしても、ペットハウスに残らずペットハ
ウスから出て行くことの方を選択した雌が多かったと解釈する
しかない。捕獲具の中で暴れまわっている黒くて大きいボスの
様子を、私は何度も動画で見ている。雌たちとボスの間に強い
絆があったとは思えないので、黒い大ボスがとことん嫌われて
いたのかもしれないと思って想像してみた。

　以下は黒い大ボスが乱暴者なので日頃雌たちに嫌われていた
と仮定した時のフィクション、つまり作り話である。

　新しく集団を作るときに強い雄は必要ではない。ボスが支配
するエリアを離れて日頃仲の良い雌同士が別天地を探している。
黒い大ボスが乱暴者で嫌われていたからである。そんな時、と
てもおいしいパンとかいう食べ物がふんだんにある夢のような
場所が見つかった。いつもいるはずの住人を見なくなったので
揃って移住することにした。１頭が妊娠した後で入念に打ち合
わせをし、移住先の安全を何度も確認してから乳幼児の雌３頭

まで連れて揃って出かけた。こうして、6月のある日を境に8頭もの雌がペットハウスを離れて帰って来なくなった。ペットハウスは大騒ぎである。めぼしい雌が一気に減ってしまい、すぐに補充することはできない。続けて餌場荒らしに行った9頭の雌が次々と帰って来なくなった。その中には出産間近の雌が2頭いたはずなのに出て行ったまま帰って来ない。

　面白いが、雄が乱暴者だという説明だけでは納得できそうもない。ボスがこのようなルール、つまり、気に入らなければ雌たちはいつでも対抗策として集団を離脱できるというルールがあることを知っているなら、出て行かれると困る雌たちには優しくするはずだ。そこで、納得できる別の理由を思いついた。それはパンの魅力だ。

　ボスが雌のルールを知らないはずはない。妊娠し子育てできる雌がいたとしても、それらの雌は鶏舎のことを最もよく知っている雌だ。たまらなくおいしいパンが定期的に運ばれてくる鶏舎はとても魅力的な場所に違いない。物置小屋で捕まった雌たちを見れば分かるように、パンに対する執着心の凄さは異常な繁殖行動に良く表われている。パンの魅力に憑りつかれた雌と表現しても良いくらいである。ペットハウスに戻って子育てをするより、むしろ競争相手のいない新天地での集団作りの方を積極的に選択すればパンはいつでも食べられる。

　寒くなったからと暖かい部屋から外に出ようとしないボスの腰は決して軽いとは言えない。縄張りから一歩も外に出られない他の雄たちも新天地を見つけた時にかえってお荷物になるので、仲間に加える訳がない。雌たちは計画した後、ペットハウスから出て行った。

　こう考えると、やっと雌だけの個体群の謎がすっきりと解けた。

　雌だけがおいしいパンを食べる事が出来る場所を見つけ、不

思議なことにそこに住んでいるネズミがいなくなった。隠れ場所があって巣としても最適の場所だ。移り住みたいと思うのは当然だろう。しかしボスは動こうとしない。

このような場合に近親交配が可能な雌たちが取るべき最良の方法は何だろう。

妊娠した後に仲の良い雌だけで移住しようとするのは当然のことのように思える。ボスと雌たちの間にある絆より雌たち相互の個体間にある絆の方が数倍強いと考えるしかない。今回パンを使ったことと鶏舎の主だった者たちを捕獲してしまったことがこのような雌の行動を加速させ、結果としてほとんどの雌が連れ立ってペットハウスからいなくなった。

これで、ペットハウスの惨状がなぜ起きたかをうまく説明することができた。雄が縄張りから出ようとしないのなら、新天地を見つけて新しく集団を作るのは常に雌の仕事だということになる。

ヒトが穀物を栽培し始めた後は、今回のように自由に行動できる雌たちだけが真っ先に人が生活する場所に侵入して大量の餌を発見できたのだろう。そう考えると、雌たちの移住作戦の始まりは案外遅く、人が穀物を保存するようになってから後ではないかという疑いが新たに生じてきた。

今も農家の納屋に棲みつくネズミといえばハツカネズミである。畑の作物を狙ってアカネズミ、ハタネズミ等の野ネズミが人の住むエリアに近付くことがあったとしても、ハツカネズミのように住居内にまで立ち入って巣を作ることはない。何故ハツカネズミだけが特別なのだろう。私はハツカネズミの雌だけが持つ習性が大きく関わっているような気がしている。他のネズミが一夫一妻制を堅持していて夫婦間の絆が強いとすると、雄が縄張りから離れようとしない場合、雌も巣から離れようとしない。雄が主導して雌が常に従うという関係にあって、雄が

縄張りにこだわり続けるなら、野山を離れて人家に巣を構えることはほとんどないということになる。

　人と関わりを持てば四季を通じて大量の餌を安定して確保することができるし、雨露がしのげて冬に暖かい、その上身を隠す場所が沢山あるのだから、フクロウなどの鳥類に襲われる心配もない。野山で暮らすことと比較すると天と地ほどの開きがある。そんな夢のような場所を偶々妊娠していた雌たちが見付けた場合、威張り散らしてばかりいるボスが動こうとしないのなら、雌たちがとる行動は１つである。

3　奈良市で捕獲した個体群の解釈

　前述した奈良市での捕獲例もその１例ではないかという疑いが頭から離れない。捕獲した場所が奈良市の住宅地なのだから、雌たちは競争相手のいない場所で豊富な餌場を偶然発見したことになる。今回の状況と同じなのだから、３頭の雌たちは同じことを考えて行動したのかもしれない。もしそうだとすると、条件さえ整えば雌たちが進んで行っている行為の実例が１つ増えることになる。解き明かして得たハツカネズミの習性を用いてもう一度考えてみた。

　奈良市での捕獲期間は１カ月である。他の捕獲例と比較して十分な期間捕獲具を設置したのだから、その期間中に餌場を認識していた個体はほとんど捕獲できたと考えて良い。すると、餌場を認識していたのは捕獲した親子だけだったということになる。

　巣から餌場まで何度も往復していたとして、３頭の母親の巣がボスの支配するエリア内にあった場合、そこには集団の雌が他にもいただろう。ペットハウスの雌たちがいつの間にかパンの情報を共有していたように、何度も往復する間には他の雌たちまで餌の情報を共有することになっただろう。しかし、３頭

の母親以外の雌が捕まっていない。だから、エリア内の他の雌たちは餌場の情報を全く知らなかった。1カ月の間、何度も餌場まで往復していて他の雌たちが餌場のことを全く知らないのはとても不自然なことだ。

3頭の雌だけがボスが支配する集団から離脱して、餌場に近い場所で出産した。そして、その後新しい巣から餌場まで往復していたと解釈すれば、他の雌たちが餌場を知らない理由もうまく説明できる。3頭の雌は移住目的で新しい場所に巣を構えた。数は少ないが、移住目的の雌だけの個体群だと解釈して良いことになる。

そして、移住目的で新しく集団を作り始めた親子だとすると、もう1つ謎だと思っていた点をうまく説明できる。

この親子がエリアを離れて餌場探しをしている親子だとすると、何故雄の子を連れて来たのか、それが不思議だった。餌場探しは雌だけが集団を作って行うはずである。

単なる餌場探しではなく新しく集団を作り始めているのだとすると、雄の子はとても貴重な存在である。そして世話係がいない状況では巣に置き去りにすることはできない。産まれて間ない雄の幼個体もついて行くしかなかったのだろう。

餌場探しとは全く異なった状況だったとすれば、雄の子を連れて来た理由がうまく説明できるし、2.3gの雄も頑張ってついて行くしかないことになる。しかし2.3gというのは、ヒトであれば生まれて間なしの赤ちゃんに当たるほど幼い。驚くほど幼い2.3gの子まで一緒に行動していた不思議さを考えていてもう1つのことに気が付いた。

A　5g以下の幼個体

図24と図25を見直してみると、捕獲できた幼個体の体重はほとんどが5g以上であることが分かる。5g以下の幼個体は雄

１頭と雌３頭だけなのだから、この４頭は例外だということになる。だから、何か特別な事情があるから捕獲具に入ったのではないかという疑いを持った。

　何故５ｇ以下の個体が捕獲できなかったのか、理由を考えると２つある。１つは小さ過ぎて線材の隙間から逃げ出すことができた。もう１つは、そもそも幼過ぎる個体は世話係がいる以上巣穴から外に出ることはなかった。

　多くの哺乳類の場合、目が明いて間もない子たちは巣穴から顔を出すことさえできない。そう考えると後者の解釈が正しいと判断して良いだろう。５ｇ以下の幼個体を捕獲できなかったのは、ハツカネズミの場合、その多くが世話係の雌と一緒にいて巣穴から離れることがなかったと解釈すべきだろう。だから、もちろんのこと教習のための集団生活には参加していなかった。

　５ｇ以上の幼個体は教習生活の最中だから、大きい雌が確認した後であれば捕獲具に入ることができる。しかし、５ｇ以下の幼個体は大切に守られていて巣穴から出ることすら許されていなかった。だから進んで捕獲具には入らない。

　幼個体を発育段階でさらに２つに分ける考えだ。５ｇ以上のある大きさまで育った幼個体たちは揃って教習生活を行うが、それ以下の幼個体たちはその中に加わることができない。では、５ｇ以下の幼個体が捕獲具に入ったのは何か特別な事情があったから、と解釈するしかない。この解釈が正しいとすると、2.3ｇの幼個体の行動に対する解釈は次のようになる。

　移住目的で集団から独立した親子だから巣には2.3ｇの子を世話する雌がいなかった。巣から出ないように監視する大きい雌がいなかった、と言う解釈だ。母親が捕まっていなくなった後は、もちろん母乳を貰えない。お腹がすいてきたので、とても小さいけれど餌場まで頑張ってやって来たのだろうか。幼過ぎてまだ餌のとり方を教わっていないので何が危険で何をして

はいけないのかが分からないまま捕獲具に入ったのだろう。

では、前期鶏舎で捕獲した雌だけの個体群に含まれる５ｇ以下の３頭の幼個体雌の場合はどうだろう。この３頭の乳児は外出することさえ許されていなかったはずなのに、何故捕獲具に入ったのだろう。

捕獲前期に物置小屋で捕獲した大きい雌たちの中には授乳中の雌が２頭いたが、乳児を連れて来なかった。そして教習中の幼個体たちの多くも餌場荒らしには参加していない。このことに対して２部で次のような解釈を行った。

餌場荒らしは危険を伴う行動なので、幼個体たちは同行を許されていなかった。そして、雌たちが餌場荒らしをする際には大きい雌が協同して居残り組の幼個体たちの世話をしていたのだ。だから幼個体たちは餌場荒らしに参加することはなかった。

この解釈が正しいとすると、危険を伴う餌場荒らしに乳児を連れてくる必要は全くなかったはずである。５ｇ以下の３頭の幼個体雌は何故巣から出たのだろう。そして約30メートル離れた場所まで何故わざわざ来たのだろうか。例外的な、とても不思議な行動を観察したことになる。

B　３頭の雌の特異な行動

ヒトの住む場所には、思いがけないほどおいしい餌が豊富にある。奈良市の場合、恐らくいつも一緒に行動する同腹の仲の良い３頭の雌たちが運よく潜り込むことができて驚いたのだろう。真夏の暑い時期に３頭揃って妊娠しているのだから、この場合、高カロリーの豊富な餌が雌の繁殖行動を急に刺激して、季節外れの時期に３頭の雌が揃ってボスに迫り、その気にさせたと考えるしかない。では、この場合、繁殖行動を決めるのは雄ではなく雌だったということになる。

雄は３頭の雌が何故繁殖行動を迫って来るのか、理由が全く

分からなかった。ただ黙って従うしかない。

　そして３頭揃って妊娠した後に移住したのだから、始めから移住を念頭にした計画的な妊娠ではないかという、とんでもない考えにも行き着く。ヒトであれば、こんな大それた行動は言葉を使って事前の打ち合わせを入念に行わないと、うまくいかない。すると、一卵性双生児が３人いるようなものだと表現したことが再び頭に浮かぶ。言葉を使わないでも相手の考えていることが分かってしまう不思議さのことだ。

　まるで、テレパシーでつながっているかのようにお互いの気持ちが良く分かる。３頭の雌は豊富な餌がある場所を見つけた後で、他の雌たちに知られないように着々と準備し、揃って妊娠した後に移住した。

　平均産児数が6.7頭なのだから、雌の子はその半分の３頭である。この３頭は同じ母から産まれた同腹の仲の良い姉妹だろう。そして、３頭の雌たちの頭胴長が揃って80mm前後なのだから、３頭とも初めて妊娠したと考えて良い。世話係の大きい雌たちが教習期間中にわざわざ雌の幼個体にこのようなことまで教えるとは思えない。すると、３頭の雌たちは成体になった後で揃って自発的に妊娠して移住を行ったのだから、新天地を見つけた場合の移住目的の妊娠は学習することで身に付けたものではなく、生まれつき習性として持っていた行動である可能性が高い。しかし、１頭ではなく３頭揃って行う複合的な行動まで遺伝子に左右されているとはどうしても思えない。やはり、テレパシーのような物を持っていて、意思を伝えあうことができるのだろうか。

　謎は深まるばかりだが、これ以上はとても不思議な領域に侵入してしまうため考えはいつもここでストップしてしまう。誰か良い解釈方法を持ち合わせてはいないだろうか。

　奈良市の捕獲例は捕獲数が少なかったこともあってそれほど

重要だとは思っていなかった。しかし、ハツカネズミの行動が明らかになって行くに連れて次々と謎が出現している。僅か10頭ほどしか捕獲できなかったのだが、ハツカネズミの生態観察例としての重要性は増すばかりである。

最初に3頭の雌の特異な行動という表題で書き始めたのだが、私が特異な行動だと感じているだけで、ハツカネズミにとって普通に行われる、当たり前の行動であることは言うまでもない。自然界にはまだ解明されていない不思議なことが多く残っているのだろう。想像するだけで楽しくなるのだが、この楽しみは私だけに許された特権だ。

4 鶏舎後期に後で捕まった個体群の解釈 （クーデター？）

雌だけの個体群についての謎解きに夢中になっていたので、つい後回しにして放置していた謎解き、鶏舎後期に後で捕まった個体群の謎に挑戦することにした。

この謎も最初は全く分からなかった。しかし、ネズミさんたちならこうするだろうという推論を重ねていくと、謎が解けた。説明するために必要かと思うので再度グラフを掲示する（図28）。

空白期間を挟んで2つの個体群が捕まっている。空白期間後に捕まった個体群には若いボスだと判断した82.5mmの若いボスより頭胴長の長い85.5mmの雄がいる。解釈するに当たって最も苦慮したのが、この雄の存在である。鶏舎周辺に他の弱小集団があったとして、この雄がその集団のボスなのだろうか。弱小集団のボスだとして、永く支配し続けていた雄にしてはとても貧弱な気がする。そして、仮に弱小集団のボスだとして、その貧弱な雄が他の集団が支配するエリアにこんなにもすぐに率先して入ってくるだろうか。とても不思議な気がする。そもそも、雄は他の集団が支配するエリアに入って来られないはずである。

空白期間を挟んで捕まった２つの個体群は異なった集団なの
か、それとも同じ集団が分かれて捕まったのだろうか。異なっ
た集団が空白期間後に捕まったのだとした場合、他にも不自然
な点がいくつもある。

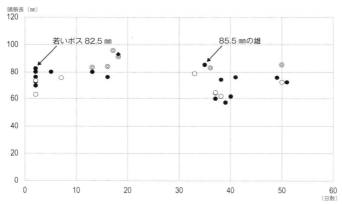

図28　横軸は捕獲までの日数を表し、縦軸は頭胴長を表している。●は雄個体を表し、そ
れ以外は雌である。○は妊娠経験のある雌を表し、◎は妊娠中の個体である

　空白期間前の個体群には妊娠経験のある大きい雌が２頭いる
が、この雌たちは捕獲前期にパンを食べたことのある雌である。
捕獲前期の物置小屋の雌たちのように、すぐ捕獲具に入るはず
なのに何故か入らなかった。そして、捕まった幼個体数が少な
い。集団として考えた場合、守られていて最も数が多いはずの
幼個体数が少ないのは不自然だ。また、雌より雄の捕獲数の方
が多いので、まだ捕獲できていない個体が多く残っていてどこ
かに潜んでいると考えた方が良い。

　空白期間後に捕まった集団にも不可解な点がある。鶏舎に最
も近い場所に弱小集団があったとして、その集団は捕獲前期に
も存在していただろう。どこにでも出かけて行って餌場荒らし
をするのが大きい雌だとすると、当然餌場荒らしのために大き

い雌が鶏舎まで来たはずである。しかし、目立って大きい雌がいない。随分離れた場所にあるペットハウス集団の雌までパンの存在を知っていたのに、この集団には捕獲前期に置かれたパンの存在を知っている雌がいなかったことになる。どうもおかしい。そして、そんな経験豊富な大きい雌が1頭もいない状況なのに、幼個体たちがすぐに纏まって捕獲具に入っている。

　不可解なことだらけなのだが、これらはすべて異なる集団だと仮定した場合に不自然だと思うことばかりだ。仮に1つの集団が分かれて捕まったと解釈すれば、不可解な点はすべてうまく説明できる。そのことに気が付いたきっかけがある。

　まず2つの個体群にいる妊娠経験のある4頭の若い雌の頭胴長が、84mmくらいで揃っていることに着目した。空白期間後に捕まった妊娠未経験の80mmの雌1頭を加えると5頭になる。空白期間前に捕まった80mmほどの雄たちの数とほぼ同数になるので、これらの雄と雌は移住してきた大きい2頭の雌の子たちではないかという疑いが浮かんできた。

　1つの個体群が分かれて捕獲具に入ったとすると、空白期間後に捕獲具に入った個体群は、捕獲具の入り口が閉まっていたので捕獲具に入るチャンスを逃した幼個体群と、捕獲具に入ることを躊躇った成体の個体群、ということになる。

　85.5mmの雄が捕獲具に入ることを躊躇ったという説明ができれば、不自然だと思ういくつもの出来事が説明できる。自由な発想を元に誰でも自由に解釈できる訳だが、まず私の解釈を紹介する。

　85.5mmの雄は最初にボスの地位にいたのだが、つい最近になって同じ時に生まれた気の強い1頭にけんかに負けてボスの座を明け渡した雄なのではないだろうか。体が大きくても、一旦権力闘争に負ければボスの資格を失うと解釈すればこの雄が捕獲具に入ることを躊躇った理由が説明できて、不自然だと思える

他の個体たちの行動の説明ができる。クーデターが起きていた
と解釈した場合だ。そして1カ月間の成長を考慮すると、この
雄の頭胴長は1カ月前に82.5mmの雄と同じくらいの頭胴長だっ
た可能性がある。

クーデターは最近起きたことなのだろう。妊娠経験のある4
頭の雌を妊娠させたのは、この権力闘争に負けた85.5mmの雄で
ある可能性も出て来た。そう解釈した場合、権力闘争に負け
た雄は、追い出されることなく集団内に残っていることになる。
残ることが許されていたとしても、幼個体たちと一緒に行動し
なければならないほどに立場上追い込まれていた。そう解釈す
ると、体が大きくても、ひどく落ち込んだ様子が浮かんできて
微笑ましい。

そして、母親であるはずの96mmくらいの大きい雌2頭がクー
デターを起こした雄とまだ良い関係が築けていないのだとする
と、パンの味を良く知っている母親たちが捕獲具にすぐ入らな
かった理由が説明できる。そして、妊娠経験のある2頭の成体
雌を含む多くの成体が捕獲具に入ることを躊躇っている理由も
説明できる。

もし仮にこの解釈が正しいとすると、初めにボスの資格を得
た雄が失脚した後に、争いに勝利した雄が短期間に82.5mmにま
でなったのだから、ボスになった後の雄の成長は予想外に速い
ということになる。どのぐらい速いのか。これも実験で確認で
きることなのだが、もしこのことが実験で確認できるのであれ
ば、82.5mmの若いボスと85.5mmの雄の月齢が揃って6カ月以下
であることが確認できる。すると、5頭の雄たちの父親は隻眼
のボスではない可能性が一段と高くなり、雌だけの個体群が移
住目的で鶏舎にやって来たという説にさらに近づく。

自分勝手な解釈だと言われればそれまでだが、想像する楽し
さは私だけの物である。野生ハツカネズミの面白い習性が観察

できたと言って良いのではないだろうか。

　雄は縄張りを作って維持するという習性を持つようになって
から定着性が強くなった。それに対して雌は縄張りに束縛され
ないので、環境の変化に柔軟に対応し移住することができる。
妊娠した雌を含む一部の雌だけが分かれて他の場所に移住する
のだから、集団の数が増える。より良い環境で暮らす集団の方
が生き残れるチャンスが多くなるのだから、種を保存するため
にはとても良い方法だと言える。

　雄は競争心が強く軽薄だが、雌は慎重に行動し、雌だけで連
帯して争おうとはしない。ハーレムを作ると言った特殊な社会
構造なので、雄と雌に見られる習性の違いがより複雑なものに
なった。私はハツカネズミの社会をこのように解釈した。

5　新情報の入手

　3部をほぼまとめ終えたと思ったので、1部から3部までの
内容を国立大学の助教に報告した。楽しく読ませてもらいまし
た、という返事の後にいくつかの異論が添えられてあった。慎
重に推論を積み重ねて作ったつもりなのだが、思い込みの部分
が多く自信が持てない仕上がりと言って良い。だから、評価さ
れる側の私としては、返事が返って来ないことも想定していた
ので、嬉しい限りである。

　その返事の中にはハツカネズミの生態に関する最新の情報も
添えられていた。外国の論文を読み下す力が無いのでそのまま
紹介する。今後もこの様な報告が日本の国内で活字となって紹
介されることはないだろうと思うので良い機会である。

『実験用マウスは、姉妹で巣を共有して一緒に子育てをします。
そのため、雌マウスは自分の姉妹を好むことが示唆されていま
す。これは生後直後に里子に出されて生き別れていても、姉妹
とわかるようです。Curr. Biol. 25: 2631-41, 2015年』

捕獲結果から導き出した私の解釈の一部が最近になって実験で確認され外国の論文として掲載されていた。実に心強い情報だ。ハツカネズミの生態について、全く予備知識を持たずに推理を続けていくつもの謎解きを行った。その解釈の一部が最近になって実験で確認されたのだから、すべてとは言わないものの、解釈のうちの多くは真実に近づいていると言って良いのではないだろうか。

　この情報の中で、驚くと共に実に面白いと思ったのは後半の部分である。まるで噂として飛び交っている都市伝説のような物で、俄かには信じがたいことである。

　何故、生後直後に里子に出されて生き別れていても、姉妹とわかるのだろうか。個体を識別する方法を持っていて、かつ初対面であってもすぐに姉妹だと認識できなければならない。

　ネズミが外界にある様々な情報を入手しようとする場合、暗闇で活動することが多いのだから、それを入手するためには視覚ではなく、専ら聴覚と嗅覚に頼らざるを得ない。情報交換の目的でネズミが頻繁に鳴き交わしているとは思えないので、相手を認識する方法として最も疑わしいのは嗅覚である。それぞれの個体が生まれつき持っている匂いのような物があって、それを感知して同腹の姉妹だと認識できるのだろう。しかも、初対面であっても、お互いが同腹の姉妹だと瞬時に識別できる匂いを共有している必要がある。

　匂いの元になる化学物質がそれぞれの個体によって識別できる程度に異なっているから相手が認識できるのだろう。そう考えると、俄かには信じがたい行動の謎が解けた。私の解釈である。

　近親交配が頻繁に行われていて親が同じである場合、姉妹の遺伝子内容が極めて近く、匂いの元になる化学物質が一致しているから初対面であっても同腹の姉妹だと認識できる、という

解釈だ。

　仮に同じ母から産まれた全く同じ匂いを持つ雌が３頭（A,B,C）いたとする。相手が同じ匂いを持つ同腹の姉妹であることは瞬時に分かるだろう。しかし、同じ匂いだから瞬時に姉妹だと分かるだけで、相手がそれまで一緒に行動していたＡなのか、それとも生き別れになっていたＢなのか全く区別できない。幼い頃の思い出話を引き合いに出して相手を確認することもできないからだ。区別できないけれど、ハツカネズミの場合は安心してすぐに仲良くなるのだろう。ヒトに例えると、一卵性双生児の前にもう一人のそっくりな人物が現れたようなものである。ヒトの場合打ち解けてすぐに仲良くなれるかどうか分からないが、全く知らない人とは違った対応の仕方になるのは間違いない。

　このように解釈すると、信じ難いと思っていたことが実にうまく説明できる。まるで都市伝説の様なもので俄かには信じ難い、と思っていたことがすっきりと説明できた。今のところ、これ以外の解釈は思いつかない。

　離れた位置からでも匂いによって相手を識別できるのではないかと言う疑いは以前から持っていた。１部で紹介した観察の中で、儀式のような示威行為を行った２頭のクマネズミについての観察である。先住者が餌を占拠している場所近くにもう１頭の入った捕獲具を置いた。そして、先住者のいる部屋に無理やりもう１頭を入れた時、２頭はそれぞれが瞬時に相反する行動をとった。特に新聞紙の下から先住者が飛び出て来た素早い行動は、人が近くにいることを忘れてしまうほど強い興奮状態に陥った結果の行動と言って良い。もちろん、新聞紙の下に隠れていたのだから、事前に視覚で相手を認識することはできない。

　これは、一緒にされる前の早い段階で視覚以外の方法でお互

いを認識していて、侵入者が入って来た場合のことを考えて早い段階で既に身構えていたと解釈するしかない、と私は思っていた。新情報を入手し、その謎があまりにもうまく説明できたことで1つの疑いは確信に変わった。しかし、公に認められているわけではない。そこで、新しく仮説を設けることにした。

仮説8　離れた場所からでも嗅覚によってお互いを識別し認識することができる。

捕獲具は1つずつが画用紙で作ったカバーに覆われているので、捕獲具の中にいる個体を認識して個体識別するには嗅覚に頼るしかない。この仮説が正しいとすると、後から来たネズミは中にいる個体を嗅覚で認識した上で捕獲具に入ったということになる。

すぐ近くにいた個体は、まず捕獲具内にいる個体を認識した後で、その都度、1頭毎に捕獲具に入るかどうかの選択をしていた。仲が良いと分かれば続けて入るけれど、躊躇う気持ちがあるのなら入ろうとしない。このように解釈できるなら、捕獲の様子から2頭間の関係性にまで口を挟んで良いということになる。今までの視点を換えるという点で、とても素晴らしい解釈方法を発見したと私は思った。そして、この解釈方法を使えば、集団間の優劣までうまく説明できることに気が付いたので、まずはその事から書き始める。

ある捕獲具の中にペットハウス集団の個体がいたとする。もちろん捕まってしまったのだから、いつまで経ってもその個体は外に出ることができない。その後、ペットハウス集団以外の個体がやって来てパンの存在を認識したとしても、同時にペットハウス集団の個体が捕獲具の中から出ようとしない状況まで認識することになる。いつきても居座ったままパンの傍から離れようとしない個体がいることを捕獲具の外から確認できるの

だから、ペットハウス集団以外の個体はいつまで経っても捕獲具に近寄ることすらできない。恐らくこの推理は間違っていないだろう。こう解釈すると、ペットハウス集団に属している個体ばかり揃って捕獲できた理由と、その集団に属していない物置小屋にいた５頭の雌たちが遅れて後で捕獲具に入った理由が、よりはっきりと確認できたことになる。

　手元のデータには捕獲までの日数が記入されているのだから、１頭ごとにどのような順で捕獲具に入ったかがよく分かっている。だから、重要なことは１頭ごとの行動を調べ直すことである。そう思ってこの新しい発想を元にデータを見直すと、見直した中にとても面白い観察が含まれていたことに私は初めて気が付いた。その観察とは、一塊になった個体群についての観察である。とても重要な内容を含んでいる観察だと私は思っているので、もう一度そのことについて詳しく説明する。

一塊になった個体群
　２部の図１を一度見直して頂きたい。この時に起きたことについて、もう一度その状況を説明する。

　捕獲前期に鶏舎で起こったことなのだが、捕獲回収した６頭を一緒にすると妊娠経験の無い大きい雌の周りに幼個体４頭が集まって来て身を寄せ合い一塊になった。そして、幼個体１頭は離れた場所にいてその輪の中に加わろうとしなかった。

　母親でもない大きい雌に幼個体４頭が集まって来て一塊になったことの不思議さばかりを強調して、捕獲されるまでの状況を詳しく説明していない。６頭は１つの捕獲具に揃って捕獲されたのではなく分かれて捕まっていた。捕獲記録には次のように記してある。

　５月６日　連続捕獲具４台に１.１匹捕獲。１台は入り口が閉まっていたので解除した。回収せず放置した。

5月10日　連続捕獲具4台に2、1、1、1匹と分かれて捕獲具に入った。後から来た3匹が追加して捕獲された。うち1匹は大きい。回収せず放置した。

　5月13日　連続捕獲具4台に2、2、1、1匹と分かれて捕獲具に入った。1匹追加。すべて回収した。

　5月3日に飼料粉砕機の周りに捕獲具4台を集中して設置した。それまで捕獲できない状況が約2週間続いていたので、やっと捕まったという印象である。しかし捕まったといっても何故2頭だけなのだろうかと私はその時に思った。4台設置したのだから、それぞれの捕獲具にはまだ新たに入る余地がある。回収せずに放置すれば、仲間が続けて入るのではないか。そう思って回収せず、そのまま放置することにした。10日後の5月13日、これ以上設置しても続けて捕獲具に入ることはないと判断して回収した。

　捕獲記録を再度見直して気が付いたとても面白い観察というのは、回収せずに放置して1週間経過を観察したことである。学者と呼ばれる人たちは捕獲条件を揃えようとする習性が有るのでこんなことは絶対にしない。どのように面白いと思ったのか、順を追って説明する。

　まず捕獲結果を見直して分かったこと。

　6頭のうち5頭の幼個体は頭胴長によって(59㎜♂)、(63㎜♀、65㎜♀)、(71㎜♀、71㎜♀)の3つに分けることができる。2頭の差が少ないのに2組の雌の差は6〜8㎜と大きい。これも、同じ母から生まれた姉妹の頭胴長は揃っていると解釈して良いのではないか。

　もう1頭の雄の親を加えると、3頭の母親が産んだ子たち5頭を無理やり一緒にした時に、5頭の幼個体のうち4頭が集まって来て大きい雌にしがみつき一塊になった。

　奈良市での捕獲例のように、同じ母から産まれた2頭の雌は

とても仲が良いだろう。捕まって手荒に扱われ心細くなった時に、日頃仲の良い２頭の雌は一緒になろうとするはずである。そう考えると、離れた場所にいた１頭は間違いなく雄だったということになる。前期捕獲終了時には単に疑いを持っていたに過ぎなかったことが、ネズミの習性が詳しく分かった後では、この個体の解析結果がなくてもはっきりと確認できたと言って良い。

　そして、２組の雌幼個体たちが親でもない大きい雌にしっかりとしがみついたのだから、雌たちの間には、決して雄が立ち入ることのできないしっかりとした絆がある、と断定できる。とても貴重な観察記録だと言って良いのではないか。

　６頭が２、２、１、１匹と分かれて捕獲具に入るまでの様子を捕獲記録から読み取ることができるので、その時の状況を改めて推測してみた。

　この時に捕まった５頭の幼個体たちは捕獲具に入りそびれた幼個体たちである。ある時、１頭の幼個体が世話係としての大きい雌が捕獲具に入っていることに気が付いた。この大きい雌は例外行動を行った雌である。１頭の幼個体は許可が下りたと思って、すぐ近くの捕獲具に入った。そして、そのことを外から認識できた幼個体から順に分かれて捕獲具に入った。もちろん、外から中にいる個体が分かるのだから、仲の良い２組の雌たちは躊躇わずに同じ部屋に入った。だから、２、２、１、１匹と分かれて捕獲具に入った。同腹の雌同士がとりわけ仲が良いことを西洋の研究者が確認し報告しているのだから、この解釈しかない。

　１週間放置していてこのように分かれて捕獲具に入ったのだから、幼個体たちは躊躇いながらも入る捕獲具を１週間慎重に選んで入ったと考えるべきだろう。特に５月13日に最後に加わった１頭は幼個体の雌だろうし、捕獲具の外から中にいる個

体が仲の良い雌だと分かったのだから、自ら進んで同じ捕獲具に入ったと考えるべきだろう。捕獲具に入った順番まで分かるのだからとても貴重な観察だと思う。しかし、日本にいる多くの研究者たちには査読困難の一言で切り捨てられることは間違いない。

　そして、私が特に面白いと思ったのはこの時の成体たちの行動である。一週間放置した時に、最後に捕獲具に入ったのは雌の幼個体であって周りにいたはずの多くの成体たちは続けて捕獲具に入ろうとしていない。捕獲具の外から中にいる個体を認識できるのだから、外にいるすべての個体は、私と同じようにこの経過を1週間じっと見ていたはずである。

　こう考えると、この場合捕獲具に入ることを許されていたのは最も弱い立場に居る幼個体だけであって、多くの成体たちは許されずに捕獲具の外で10日間じっと我慢して待っていたということになる。この我慢して長期間待っていた行為にはとても重要な意味が含まれていると思っているのだが、今はそのことについてあえて触れずに、その時に起こった状況だけを続けて詳しく説明する。

　捕獲具の周りにいる成体たちの中でも、競争心が強く時に好戦的な行動をとる雄はどんな思いで捕獲具を眺め続けていたのだろう。10日間というのはパンをたらふく食べたいと願い続けている彼らにとって、とてつもなく長く感じるに違いない。推測してみた。

　ボスが入ろうとしないのだから、近くにいた多くの成体たちは捕獲具に入ることができない。不満の様子が表情と態度に現れているのだが、もちろんそのことを口に出して言い立てる者などいない。ネズミの世界では、それがルールであり掟なのだ。多くの成体たちは中に入ってパンを食べたいのだが、いらいらしながらも黙ってただ見ているしかなかった。

　一方幼個体たちは彼らの切なる思いを知ってか知らずか、ボスの行動とは無関係に行動していた。成体と幼個体では行動の規範が大きく異なっている、と考えるしかない。このことも、見直してみて改めて確認できた。では、幼個体は誰の行動に左右されていたのだろうか。

　この場合、幼個体たちは妊娠未経験の大きい雌にしがみついたのだから、世話係としての大きい雌を登場させ、その役割を与えないと実際に起きた状況をうまく説明することができない。幼個体たちは世話係の大きい雌の行動を絶えず注視していて顔色を窺い、許可が下りるのを待っていたのだろう。親でなくても雌たちが協同して幼個体の世話をするという仮説が正しいと言って良いのではないか。

　逆に、世話係としての大きい雌が捕獲具に入っていない場合、外からそのことを確認できるのだから、幼個体たちはいつまで経っても捕獲具に入ることができない。幼個体が捕獲具に入ろうとしない場合の理由までうまく説明ができたことになる。

　10日間放置した状況を観察したのだから、競争心の強い雄たちが辛抱強く待ち続けていた行動も躊躇いがちに捕獲具に入った幼個体の行動も単なる偶然ではない。それぞれの個体が集団内にある規則に忠実に従った行動だと判断して良いだろう。私は今まで、すべての個体が集団内にある規則に忠実に従って行動しているなら、という前提の下に考え続けて来たのだが、新しい解釈方法が手に入り、1週間経過観察を行っていたことを知った後で、初めて、その前提が間違っていなかったことが確信できたと思っている。

　前期捕獲が終了した時点で私が行った解釈の多くは、単に、その時の状況をうまく説明できる謎解きに過ぎなかったと私は今でも思っているのだが、今では、その多くの解釈に対する受け止め方が、より現実的なものへと変化している。その変化は、

もうこれ以上例を挙げて説明する必要がないと思えるほどはっきりとした変化である。当初まとめていた原稿に対して、自信が持てない仕上がりだと私は控えめに思っていたのだが、今はそうではない。

　これは、東京まで出かけて行って頭胴長の成長曲線を目にした時以来の素晴らしい情報を入手できたということであり、全く新しい解釈方法を手にしたのと同じなのだ。

　隻眼のボスが捕獲されたのは、この一塊になった幼個体事件の3日後の出来事である。そして多くの成体たちが捕獲具に入ったのはさらにその後である。その時の様子についても解釈し直すことにした。

隻眼のボスと一緒に捕まった幼個体の雄

　幼個体の雄は体毛が毛羽立っていて動こうとしなかった。手の上に載せても、目をつぶっていて弱々しく震えるばかりで瀕死の状態と言って良い。状況からして、ボスのいる部屋に雄の幼個体が単独で後から入っていったとは思えないので、ボスが後から捕獲具に入ってきたのだろう。そして、捕獲具から出られないことに腹立てたボスがその後大いに暴れまわったことは容易に想像できる。この場合、伊達政宗のような隻眼の面構えは幼い雄にかなりのインパクトを与えたのだろう。雄の幼個体はとても悲惨な状況に陥ったのだ。

　では何故、雄の幼個体は単独で誰も居ない捕獲具に入ったのか。ボスが後から入ってきた場合、危険な状況になることは十分予知できたはずである。その時の状況を推測してみた。

　隻眼のボスは入り口の高さが20mmのままでは捕獲具に入る事は出来なかった。他の個体が次々と捕獲具に入ってパンを食べているのをただ見ているしかなかった。

　数日前に幼個体たちが捕獲具に入ったことを知った残り少な

い幼個体の雄は世話係の動向ばかり気にしていたのだろう。許可が下りたのだと思って続けて捕獲具に入った。

　一方ボスは捕獲具の入り口が30㎜に変わり、広くなっていることを恐らくその時初めて気付いたのだろう。彼は喜んで幼個体がいる捕獲具に入った。

　ボスが捕獲具に入った後の雄の幼個体の混乱ぶりが目に浮かんでくる。雄の幼個体は集団内にある規則に従って行動しただけで悪いことをしたとは思っていない。それなのに何故こんな状況になったのか全く理解できない。大阪のネズミなのだから、『そんな阿保なあ！』と叫んでいたのかもしれない。

　たまたま観察できたことだが、とても面白い観察だと思ったので解釈し直してみた。

　そして、ネズミたちが長期間我慢している理由を考えた場合、１つはもちろん、集団内にある約束事を守るためだろう。ネズミたちが集団内にある約束事を忠実に守ろうとしている状況が改めてはっきりと確認できたと言って良い。そして、もう１つは個体間の親和性、つまり、好き嫌いと言った感情が原因になっているのではないかと私は考えた。ハツカネズミに感情があるなんて、そんな馬鹿なと冷ややかな目で見る人が多いだろうと私は思うのだが、次にどうしても書きたいと思ったことには、この好き嫌いの感情が絡んでいる。ヒトの世界であっても、傍から見ていて２人の親密度合いを判定するのは困難である。果たして、その困難なことにまで口を挟んで良いのだろうか。

　思っているだけで口にできない言葉が私の胸のうちに沢山あったとする。そんな時に、「ここまで随分立ち入って話して来たのだから、どうぞ好きなように続きを話して下さい」とネズミたちに勧められているような気がするので、一部の人たちには全く相手にされなくなることを承知の上で、あえて書き加えることにした。

捕獲後期の鶏舎の場合

　捕獲後期に鶏舎入り口のいつもの場所に捕獲具３台を設置した時のことである。翌日の点検では３台のうち２台にそれぞれ５頭と２頭が捕獲されていて捕獲具の入り口が２台とも閉まっていた。ネズミが殺到して捕獲具に入ろうとした時に入り口が閉まることがあると思っていたので、２台の入り口を解除して放置した。

　翌日の点検では、５頭捕獲した捕獲具の入り口は開いたままだが、２頭捕獲した捕獲具は４頭に増えて再び入り口が閉まっていた。次の日、やって来たネズミたちは５頭いる捕獲具に入ろうとせず、２頭いる捕獲具に殺到したことになる。

　５頭いる捕獲具には82.5㎜の最も体重の重い雄がいたのだが、この雄はクーデターを起こした張本人である。新しくボスになった若い雄が捕獲具の中にいることを、周辺の個体が外から簡単に認識できるのだから、ボスのことを良く思っていない個体が捕獲具の外にいた場合、この嫌なにおいのする部屋に入る訳がない。だから、すぐ隣に置かれていたもう１つの捕獲具に殺到した。そして、パンの味を良く知っている母親たちはすぐにでも捕獲具に入ってパンを食べようとするはずだが、近くに設置した捕獲具にすら入ろうとしていない。２頭の母親は２週間以上経ってやっと捕獲具に入ったのだから、新しいボスが捕獲されていなくなった後も、しばらくずっと我慢していたことになる。２頭の母親と若いボスの関係を考えた場合、仲が良かったとはとても思えない。そして、雌たちが我慢していた理由について考えた場合、集団内の約束事を守るために我慢していたとはどうしても思えない。そんな約束事など思いつかないからだ。そう考えると何故だろうかと思ってしまう。私の興味の対象はそこへ移った。

　パンの魅力が見事に敗北したのだから、よほど仲が悪く彼の

ことを嫌っていたのだろうと考えた。では、そこまで彼のこと
を嫌っていたのに、何故そんな状況で母親のうちの1頭は妊娠
したのだろうか。妊娠期間はおよそ20日なのだから、捕獲前の
20日以内に妊娠したことになる。妊娠したのはつい最近の出来
事なのに、何故、どんな理由があって母親はすぐに捕獲具に入
ろうとしなかったのだろうか。

　奈良市の3頭の雌の場合、妊娠することを決めたのは雌の方
であって雄はそれに従っただけである。捕獲前期に物置小屋で
捕まった大きい雌たちもパンを沢山食べたことが大きな要因に
なって、結果として揃って妊娠している。雄はパンの存在を全
く知らないのだから、この場合の繁殖行動は雄ではなく雌の方
が積極的に誘導したと考えるべきだろう。今のところこの2つ
の例しか確認できていないのだが、もし仮に、栄養状況に左右
される雌の側に常に繁殖行動の決定権があるのだとすると、こ
の場合の母親の妊娠は雌が望んでいなかった例外としての妊娠
だと解釈することができる。

　私は、もしかすると新しくボスになったことを母親と他の個
体たちに認めさせるための強制的な繁殖行動ではないかという
気がしている。これは、随分立ち入った想像だけの解釈なので、
文章として書くことには少し抵抗があったのだが、パンを食べ
たいという気持ちを抑えて2週間我慢していた母親の気持ちを
考えると、どうしても解釈を加えたくなった。そして、調査を
通して、ハツカネズミが豊かな感情を持つ生き物であったとし
ても何ら不思議ではないという思いが強くなったので、余計に
省く気にはなれなかったのだ。しかし、本当のところは分から
ない。

　今も、何故だろうと考え続けていることは他にもまだいくつ
か残っている。それらのうち、新しい解釈方法を使えばうまく
説明できることが1つあるので、最後に付け加えることにした。

その謎とは、欠陥がある捕獲具に7頭もの幼個体が捕まっていた謎である。

脱走した幼個体たちが1つの捕獲具に7頭も捕まった

このことをまとめるにあたり、捕まった幼個体たちの頭胴長とその動向が気になった。

頭胴長が揃っていることに着目し始めたのは、東京まで出かけて行って成長曲線を手にした後、つまり、一気に謎解きが進むきっかけを見つけた後である。雌だけの個体群の謎にかかりきりになっていたので、放置していた感が強い。改めて見直してみた。

集まって来た幼個体たちは4日間に捕まったのだから、ほぼ同時期に捕まった幼個体たちと言って良い。

脱走後に捕まった幼個体たちの内訳（個体の数字は頭胴長を表している）

1月18日。70、65♂。66.5、65、71♀。1つの捕獲具に7頭捕獲したが、黒個体1頭を含む2頭が脱走した。

1月19日。64、73、72♂。

1月22日。70♀。

すべての個体を頭胴長順に並べると、73、72、71、70、70、66.5、65、65、64となり、脱走した2頭を加えると11頭を4日間に捕獲していた。この他にペットハウスの室内で早い時期に捕まった幼個体が6頭、事務所で捕まった3頭と物置小屋で捕まった1頭を加えると、合計21頭の幼個体がペットハウス集団にいた幼個体である。平均産児数6.7で割ると3になるので、母親の数は3頭と考えていいだろう。

3頭の母親が産んだ幼個体たちのうち、頭胴長の揃っている67mm以下の4頭は同じ母親から産まれたのだろう。そう考えると、幼個体の時期も同じ母から生まれた子たちの頭胴長は揃っ

ていたと考えていいようである。

　そして、1月18日には母親の違う7頭の子たちが躊躇うこと無く次々と同じ部屋に入っている。新しい解釈方法で見直してみると、母親が違っていても7頭は自ら進んで同じ部屋に入ったのだから、7頭は揃って仲が良かったと判断できる。この観察は、私が幼個体の行動に対して行った解釈、つまり、幼個体たちは教習期間中だから常に一緒に行動していた、という解釈の根拠になった観察なのだが、やはり、これも間違っていなかった。

　1つの捕獲具に複数捕獲できた場合を見てみると、多かったとしても3～5頭だった。だから、7頭もの個体が一緒に捕まっていることの方が例外なのである。しかも幼個体だけが揃って捕まっていた。うれしいことに違いないのだが、何故だろうかと思ってしまう。その点にについても改めて考えてみた。

　仮にパンの入った捕獲具の周りに集まっていたとして、仲の良い7頭が一斉に捕獲具に入ろうとしたのなら、当然捕獲具の入り口は閉まってしまうはず。だからこの場合、7頭は競い合って一斉に捕獲具に入ったのでは無く、1頭ずつが間隔を空けて順に捕獲具に入った、ということになる。これは、7頭が揃って仲が良かったことを考え合わせると、実に幼個体らしからぬ行動だと言える。欠陥のある特殊な捕獲具を使用したのだから、仲の良い幼個体が7頭も同じ捕獲具に一緒に捕まっていること自体が大きな謎なのである。

　これも捕獲具の外から中にいる個体が認識できるのだとすると謎が解ける。私の解釈は次の通りである。

　捕獲具入り口にあるパンの小片は、設置する度に競い合ってすぐに食べてしまったのだろう。その後は誰も捕獲具に入ろうとしない。許されない行為であることを皆承知しているからだ。捕獲具入り口のパンを食べ尽くした後は、当然のことのように

捕獲具から離れてそれぞれが分かれて餌を探し始めた。これも毎日の出来事だったのだろう。捕獲具の周りに幼個体がいなくなった時間帯があったという解釈だ。

　ある日、掟破りの例外行動する個体が突然現れて捕獲具に入った。そして、離れた場所にいる幼個体のうち、そのことを捕獲具の外から認識できた個体から間隔を空けて順に同じ捕獲具に入った。

　これで一斉に入らなかった理由が説明できた。しかし反対の場合はどうだろう。捕獲具の外から中にいる個体を全く認識できない場合、7頭は揃って捕獲具の前にいて、7頭のうちの誰か1頭が掟を破って捕獲具に入るのを、来る日も来る日もじっと待ち続けていたことになる。そしてその1頭が捕獲具に入る様子を残りの6頭が等しく感知して、殺到することなく1頭ずつが間隔をあけて捕獲具に入らなければならない。これは、実に幼個体らしくない不自然な説明である。他に良い説明が無いのであれば、私の解釈が正しいということになるだろう。やはり、離れた場所からでも嗅覚によってお互いを識別し認識する事ができる、という仮説が正しいと言えるのかもしれない。

　解釈は誰であっても自由に行えるので、試しに一度想像してみてはどうだろう。結構楽しいと私は思っている。

　ここまで、ネズミの気持ちにまで立ち入って随分自分勝手な解釈を続けてきたのだが、日本にいる学者研究者と呼ばれる人たちに受け入れられることはないだろう。しかし、何故、動物の気持ちについて考えることをそれほど拒むのだろうか。私は理解できない。この理解できないという気持ちは、新しい解釈方法を手にし、1週間回収せずに放置していたことを知ったために今ではより強くなっている。特に、我慢している状況が詳しく手に取るように分かった後で私の考えが急に変化したと言って良い。そこで、急に私の考えを変化させる元となった、

我慢している、という状況についてまとめることにした。

　ハツカネズミにとってパンがとても魅力的な食べ物であることは間違いない。突然餌場に現れたパンの存在を、集団内のすべてのネズミがすぐに残らず認識したことも間違いないだろう。そして、そんな状況で、長期間食べようとせずに待っている個体がいた場合、このネズミは我慢していたと言える。ヒトの場合で例えると分かりやすいと思うが、我慢するということは感情を抑えることができるということである。パンを食べたいと強く思うと同時に、その気持ちを抑えなければならないという強い自制心までネズミが持ち合わせていないと、我慢することはできない。自制心というのは、人間でさえ時に感情を抑えることができない人が現れるくらいなのだから、これは意志という言葉が当てはまるほどの立派な感情である。そして、多くの個体が揃って長期間我慢していたのだから、ハツカネズミが統率のとれた集団行動を行っていたことも確認できた。ヒトの場合、統率のとれた集団行動は教育と訓練によって成し遂げられるものであり、個人が強い意志を持ってその場に臨まないと無理なことである。無理だと言う言葉に敏感に反応する人がいるかもしれないが、ヒトの場合、最も小さい家族集団内でさえ、統率が取れていない日常があることを思い浮かべると分かりやすい。このように順に考えていくと、ハツカネズミが感情を持たない単純な生き物だとは到底言えないことになる。そうすると、ハツカネズミを、我々と同じように感情を持つ生き物の仲間に入れて良いということになるのではないか。好き嫌いと言った感情を持っていたとしても不思議ではない。ハツカネズミが感情を持つ生き物に仲間入りできるなら、身近なところにいるイヌもネコも仲間に入れて良いだろうし、もっと多くの生き物が感情を持っていたとしても不思議ではない。私の考えは間違っているのだろうか。

西欧諸国でイルカ、クジラなどの生態を研究している人たちは彼らを地球上に生きる仲間として捉え、親しみを込めてその心情にまで解釈を加えている。しかし、日本の研究者たちの多くは生き物の心情にまで解釈することを科学的ではないと考えて拒んでいる。イルカ、クジラは高等な生物だから許されるけれど、ネズミは下等な生き物だと考えて研究対象から除外しているのか。そして、ネズミのような下等な生き物は、感情を持たない、何も考えていない単純な生き物だとでも思っているのだろうか。もし、そうだとすると反論したくなる。

　遺伝子に設計図として書き込まれた内容通りに行動することを本能に従った行動だとすると、今回私が観察したネズミの行動の中には、本能だけで行動したとは思えないものがいくつもある。例えばクマネズミの場合、口から血を流してまで仲間を助けようとしたネズミがいたことは事実なのだが、この場合のネズミたちの行動は本能だけで説明することができない。5頭が残らず脱出できたのだから、この時の脱出騒動に複数のネズミが関与していたことは間違いない。そして、捕獲具の中にいる個体と外にいる個体が力を合わせないと脱出できない構造なのだから、お互いが協力し合っていたことも事実である。

　どんなことであっても、無いということを証明するには労力がいるが、あるということを証明するには見つけた1つのことを示すだけで良い。そう考えると、クマネズミが本能だけで生きているわけではないことを証明するには、この1つの観察だけで充分だということになる。そして、仲間を助けたいという感情を持っていて、その感情を何時間も維持し続けることができないと、この時の救出行動は成立しないのだから、クマネズミが感情を持っていることを証明するには、この1つの観察だけで充分だと私は思っている。そして、仲間を助け出す良い方法がないだろうかと、必死になって考えていたことも観察結果

から窺い知ることができる。

　では、ハツカネズミはどうなのだろう。クマネズミと同様に感情を持つ生き物であって考えながら行動しているのだろうか。それともクマネズミだけが特殊な生き物なのだろうか。私の最大の関心はそこにあった。ハツカネズミの場合でも、手元にあるデータを詳しく調べて行くうちに、クマネズミと同じような面白い観察にたどり着ければ良いのに、という淡い期待が私の心の中に常にあった。その点で、最後にこの我慢していた状況を確認できたことに私は十分満足している。やはり、ハツカネズミも感情を持つ生き物だったのだ。

　ヒトは気持ちを口に出して言わない時があったとしても、何も考えていないわけではない。黙っている時でさえ常に様々なことに思いを巡らせている。では、他の生き物はどうなのだろう。

　人間は考える葦である、等と人だけが特別な存在のように考えがちだが、地球上に生きる多くの生き物の中で、唯一人間だけが感情を持っていて、唯一考えることができる存在なのだろうか。私はそうは思わない。例えば、同居することが多くなったネコやイヌの場合を考えると、その仕草から考えていることが分かってしまう場合がある。読者の中にも愛犬の訴えかけるような目線を敏感に感じる人が多くいるだろう。言葉を持たない生き物たちが、しゃべらないという理由だけで何も考えていないように扱われていることは、話すことの少ない人が何も考えていないと思われているのと同じであって、ヒトより長く地球上に生きて来た多くの生き物に対して失礼であり、僭越であるとさえ私は思っている。失礼という言葉に敏感に反応する方が多いと思うのだが、言葉を持っていないだけで、私は彼らのことを蔑む気にはなれない。そして、共に暮らした愛犬のためにも私はこの考えを譲る気にはならない。進化の過程でたまた

ま言葉を獲得できたからといって、まるで、他の星から来た異星人のように、人間だけを他の生物から超越した存在だと考えることには無理がある、と私は考えている。こんな私の考えは中世のヨーロッパであれば異端の者として扱われ、火あぶりの刑になることは間違いない。キリスト教の教えにはっきりと背く考えだからである。

　私は、ネズミが我慢することができる数少ない生き物だと思っているのだが、ヒトは時として、我慢できずに欲求に任せて行動してしまうことがある。そして、我慢できない状況が高じて、場合によっては殺し合いにまで発展することがある。多くの生き物の場合、優劣が決まった後で闘争行為はすぐに収束するのだが、人間の場合は違っていて相手を殺してしまうまで闘争行為が続くことがある。そして、その最たるものが戦争である。そう考えると、たとえ言葉を持っていたとしても、人間ほど好戦的でひどい生き物はいない。ハツカネズミの方が人間より、より平和な関係を維持しつつ生きている。ある意味、興奮して我慢することができない状況に陥った人間は、ハツカネズミ以下だと言って良いのではないだろうか。地球上にヒトより長く生きて来た多くの生き物たちにとって、彼らを物のように扱い、全く尊重していないという点で人間ほど迷惑千万な生き物はいない。

　しかし、実際のところ、日本の学者研究者を含めて多くの人たちは他の生き物たちのことを私のように思っていないかもしれない。私としては寂しい限りである。地球上にヒトより長く生きて来た彼らのことを、豊かな感情を持っている仲間かもしれないと思って、改めて見直してみてはどうだろう。そう思って周りの生き物たちを、親しみを込めて見直すことができた時、その人の心は豊かになっているに違いないと、期待を込めて私は思う。

　今回の捕獲に絡めて、この機会に私が思っていることをもう1つ書き添えることにする。

　人の暮らしは、地中に眠っている膨大な量の石油という化石燃料の存在に頼っている。この状況は、今回捕獲を行った鶏舎の状況とよく似ていると私は思う。いつ行っても餌が豊富に用意されているのだから、観光牧場が営業を続けている限りハツカネズミにとって豊かな生活が続く状況は変わらない。丁度、無尽蔵だと思えるほど沢山ある石油が我々の生活を支え続けている状況と全く同じである。しかし、長い目で見た場合、いつか観光牧場は閉鎖されるだろうし、石油はいつか枯渇するだろう。その時に、ハツカネズミの生活は一変するだろうけれど、集団が無くなるわけではない。また元の生活に戻るだけである。

　では、人間の場合はどうだろうか。元の状況というのは、石炭石油と言った化石燃料がなかった時代、日本に例えると江戸時代にまで戻ることなのかもしれない。プラスチック類は当然なくなるだろうし、エネルギーを大量に消費する車も飛行機も現実的な乗り物ではなくなる。食料も大量のエネルギーに支えられている側面があるのだから、その時までに代替エネルギーが用意されていなかったとしたら、人間世界の人口は控えめに見ても今の4分の1程度になるだろう。

　順調に増え続けて来た人口が数十億人と言う規模で一気に減少しなければならない事態が近い将来起きる。そして、安定した状態に至るまでの過程で、とても悲惨な状況が続くことまで想像できる。その時が200年後なのか、300年後なのか分からないが、ヒトの歴史を考えてみても、そんなに遠い未来のことではない。限りある資源を目先の利益だけを優先して加速度的に消費し続けているのだから、その時は意外と近いのかもしれない。

丁度、暴走している車が、崖が迫っているのを知りながらさらに加速しているようなものである。今の時代を動かしている大人たちが、今この瞬間だけを考えて金儲けとか覇権争いに夢中になっていると、そして、将来を担っているはずの多くの若者たちがスマホばかり見ていて一向に自らの頭で考えようとしないのなら、手遅れになって崖に落ちてしまうことは間違いないと私は思っている。脅かすような話だが、人間の置かれている状況は、鶏舎で毎日餌を食べているハツカネズミと全く同じなのだから仕方がない。

　しかし、こんな私の考えは「卵を買い忘れたから、1パック、車でスーパーまで行って買ってきてよ」等と無茶苦茶なことを家内に言われた時にしか浮かんでこないことも事実である。私のような考えを持っている人はどこかにいるはずだと私は思っているのだが、一向にその発言が聞こえてこない。仮に、私のように将来のことを憂えた人が大勢いたとしても、気楽な生活を送りながらこの大問題に真面目に取り組むことは難しいのだろう。むしろ、見えないふりをして目をつぶっている方が気楽なのである。起きるであろうことを事前に予測して行動できるのは人間だけだと私は思っているのだが、その能力を十分に生かせず、目先のことに捕らわれて行動してしまうのも人間だということだ。しかし、若者の中に柔軟に物事を考えることができる人がいて、この大問題に取り組もうとする人が一人でも現れたとしたら、ここに私の意見を加えた甲斐があったというものである

6　謎解きの楽しさと重要性

　データをまとめて作ったグラフが27枚にもなった。実際に起きたことを元に作ったのだから、すべて事実である。事実を元に作った、今まで誰も目にしたことのないグラフなのだから、

242

そのグラフに対する解釈は誰であっても自由に行うことができる。私なりの解釈を長々と披露したのだが、振り返ってみれば、それぞれの解釈が見事に絡み合って1つの世界ができあがっている。ファンタジーの世界として捉えてみても上々の仕上がりである。

謎を解く上ではいくつも仮説を立てた。それは仮説を立てないと説明できない行動が多かったということであり、それほどハツカネズミの社会が入り組んでいたということである。すべて作り話ではないか、と切り捨てられることは覚悟の上だが、仮説の多くは後から実験で確認することができる。

謎を解く上で最も重要な手がかりは、クマネズミの滅多に見られないいくつかの観察を通して何度も考えているうちに得ることができた。例えば、儀式のような示威行動がそうである。いくら考えても、集団行動していることを前提にしなければとても説明できない。他の動物たちと同様に、ネズミが単独行動していると私は思い込んでいたものだから、クマネズミについてのいくつかの観察は私にとってとても衝撃的な観察だったと言って良い。

観察したいくつかの奇妙な行動は、集団内にあるルールに常に忠実に従おうとする、行動癖とでも呼べるほど集団のすべての個体に定着した習性に起因している、とその時に私は考えた。もしこのようなクマネズミの観察がなければ、ハツカネズミの捕獲結果を見ても謎として捉えようとしなかっただろうし、続けてそれを解こうとはしなかっただろう。

すべての個体が常に共通のルールに従って行動しているならという仮定の下に考えを進めていくと、1つの仮説を立てることでいくつかの謎が一気に解けた。不思議だと思える行動も、生きて行く上で有利な理由が必ずあるはずだという出発点に立つと謎解きが楽しくなった。ハツカネズミの社会には、長年の

間に培われた、あるいは熟成されたとでも呼べるような、生きていく上で実に都合の良い習性があるはずである。その理由をしつこく、いつまでも考えようとする行為は科学と呼べないのだろうか。ある学会の雑誌に何回か投稿したのだが、全く相手にされなかった。査読困難の一言で切り捨てられてばかりいたので、いまだに疑問に思っている。

　確認されたことから一歩も外に出ようとしない学者研究者と呼ばれる人たちには決して味わうことのできない楽しさが謎解きの中に満ちている。そして手元のデータには、その元となる謎が満ちている。自由に発想を飛ばして謎解きをすることが何かを研究する上で常に障害になるとは思えないのだが、許されない行為だと思っている人が多い。

　当初の目的は連続捕獲具がうまく機能するかどうかを確認するだけだったが、捕獲し始めると、根こそぎ捕獲できるかどうかが次の関心事になった。1つのエリアに住むハツカネズミをすべて捕獲できたことをどうすれば証明できるだろうか。私は、とりあえず冷凍保存して残し、機会があれば調べようと思った。ただそれだけなのに、何故ここまで楽しむことができたのだろう。今では謎解きが最大の関心事になっている。

　何故謎が次々と現れ、そして何故次々と謎が解けたのだろう。手元にあるのは160個体のデータに過ぎない。浜島氏の半分だ。考えられる理由を4つ挙げてみた。

　　1　パンを餌として使用したこと。
　　2　捕獲までの日数をデータに加えたこと。
　　3　捕獲条件が何回も変わったこと。そして、捕獲条件が変わる度に、ハツカネズミが集団内に有るいくつものルールに従ってほとんどの個体が行動したこと。
　　4　半年後に追跡して再び捕獲を行ったこと。
　学者、研究者と呼ばれる人たちは実験の条件が揃っていない

と結果を認めようとしないから、捕獲条件が揃っていない今回
の結果は評価に値しないと切り捨てようとするだろう。しかし、
捕獲条件が何回変わろうとも、ハツカネズミたちが常に集団内
のルールに従って規則正しく行動しているなら、その行動の変
化を読み取ることでルールの内容を知ることができる。行動予
測をして、何度も同じ行動をしていることが確認できれば、こ
れも立派な研究成果だと思う。

　と、ここで書き終えるつもりだった。しかし、意外な形で新
情報が私の元に届いた。
　出版社と契約をし、原稿が出来上がった時点で、国立大学の
助教からのメールをそのまま引用していることが気になった。
了解を得るためと、またとても良い助言をして下さったことに
対して謝意を示すために、最後に書き加えた新情報の下りを添
えてその助教にメールした。すると、その返信の中に驚くほど
嬉しい内容が含まれていたので、それもおまけとして付け加え
ることにする。これは私にとって有識者からの推薦文と同じ値
打ちがあると思ったからである。以下がそのメールの全文であ
る。

『わざわざご連絡ありがとうございます。もちろん、私に何の
異論もありませんので、是非出版なさってください。また、お
送り頂いたものも、再び楽しく読ませて頂きました。引用して
くださったメールには詳しく書かなかった(ためにあれこれ考
えて推察させてしまいました)のですが、お考え通り匂い(体臭)
が重要な役割をしています。
　引用して下さったメールの論文では、以前の研究から体臭に
関わると解っているある遺伝子群が、姉妹を見分けるのに大事
なのだろうということが明らかにされています。これは、この

遺伝子群によって尿中の蛋白質の構成が変わり（マウスは健康でも蛋白尿です）、それによって尿の匂いが個体毎に変わるから、考え得る話だと考えられています。

　ですので、同腹のＡＢＣのマウスは同じ体臭を持つ、というのではなく、同じ匂い成分を持つ、という方が正しいかも知れません。

　同じように、大人同士も匂いで個体認識できる事も分かっていますので、やはり山﨑さまの推察は正しいと思います。こちらは上の遺伝子群ではなく、臓器移植の成功に関わる遺伝子群（人間でいうＨＬＡ）が関わっていることが明らかにされています。

　最近脳科学の分野では、ネズミの感情に関する研究が大きく進んでいます。例えばネズミでも、すぐもらえる小さな報酬ではなく、数秒待って大きな報酬をもらうといった我慢ができる事や、仲間が危険な目に遭っているのを見て自分もそれが危険であることを学ぶ事ができる事、敢えて仲間と一緒に餌を食べることを好むことや、自分は食べられないのに仲間のために餌を取ってあげることなど、様々なことが分かってきました。

　私も末端でそのような研究をしており、「ここは危ない」ということを仲間に報せる匂いがある事や、仲間と居ると安心しているのだろう、という事を示してきています。

　その出発点にあるのは、山﨑さまが仰っているような、自由な発想だと思っていますので、本ができるのを楽しみにしております。』

　思っていた以上に、西洋の科学者たちがネズミの行動に興味を示し、研究し続けていることが分かって驚いている。中でも、ネズミが我慢できることに対してまで研究が及んでいると知って、私は今とても驚いている。私が面白いと思ったことを、西

洋の学者たちが私と同じように面白いと感じて夢中になっているのだ。このような最新の情報が日本国内で活字となって公表されることは今後無いと思われるので、全文をそのまま引用させてもらうことにした。これまで私が夢中になって取り組んできたものがそれなりに評価できる内容であることを、直接、現実のものとして実感することができたのだから、私にとってとても素晴らしい朗報である。

後記

　大きいネズミといえばカピバラであり、最近外来生物として話題になっているヌートリアである。どちらもネズミとしての本分を忘れてしまっているのではないかと思える程、緊張感のない顔をしていてとても大きい。

　一方、私が特に興味を持っているハツカネズミはネズミの中でもとりわけ小さい。可愛いと思えるほど小さいと言っていい。その脳の重さは１ｇほどだろう。その驚くほど小さい脳がどのように考えを巡らせて行動しているのかを、ネズミ目線に立って真面目に考えている。謎解きの終盤に近付くにつれて、その傾向はますますひどくなった。今では、駆除すべき対象としてしか見ていなかった生き物に対して、ネズミさんたちと呼びたくなるほどに親しみを感じている。まるで、ハツカネズミの世界に下りて行って間近なところに腰を掛け、じっと眺めているようなものである。まさに、Alice in Wonderland の世界ではないか。その状況にふと気が付いた時、思わず笑ってしまうことがある。

　私は大学を卒業後に、６年間ほど高校で教師をしていた。その経験に立って考えると、今回のハツカネズミの捕獲と観察は、生き物大好きの中高生たちにとってとても良い教材になり得ると思っている。生物クラブのようなものがあったとして、素データだけを手にした学生たちが思い思いの方法で解析作業を行って謎解きを始め、楽しみながら生き物について学ぶとしたら、私の観察結果が朽ち果てることも無く生かされることになる。できるだけ分かりやすい文章にしようと心掛けたのも、何故だろうと問いかけるような書き方に変わっていったのも、中高生にその面白さを伝えたいという思いが書き進めている内に生じて来たからである。

　生き物の世界には未知の領域がまだ沢山残されていて、それ

らは工夫次第で手の届くところにある。何故だろうと考えることを忘れないでいると、このファンタジー大好きのおじさんでさえ手が届くところにそれがあった。ネット環境から得られる情報がすべて真実だとは限らない。従来からある固定観念に縛られる必要などさらさらない。視点を換えて見つめなおすと、それまで知られていなかった面白い世界が見えてくる時がある。そのことを是非若者に伝えたいという思いが、原稿を書いている最中に浮かんできた。

　何事に関しても、興味を持って目を輝かせる若者の目はとても貴重である。例え興味の対象が漫画であったとしても、結果として世界の人たちを喜ばせることがあるのは事実なのだから、その生き生きとした目を大切にして欲しい。そして、私としては、できることならそんな目を持つ若者を増やしたいという思いが強い。そしてこの書物が、のちのちに若者たちが生き生きとした目を持つきっかけとなる書物になったとしたら最高である。これも途中で諦めずにしつこく考え続けた理由の１つである。教師をしていたことが私をしてそう思わせたのだろう。

　データをまとめて作ったグラフはすべて事実である。すべてのグラフがハツカネズミの行動を反映しているのだから、誰であっても、グラフを元に自由に発想を広げて解釈することができる。私とは異なった解釈がされたとしても一向に構わない。むしろ望むところである。興味のある人と一緒にこの楽しさが共有できるのであれば、活字にした甲斐があったというものである。そして、私が開発した連続捕獲具の仕掛けと、解き明かして得たネズミさんたちの習性が、今後ヨーロッパでのドブネズミ駆除に役立つのであれば、私にとってこれ以上喜ばしいことはない。

　最後に、本書を書くに当たって謝意を表すべき人が１人いるのだが、権威におもねることを良しとしていない自分がいて、

常に反骨精神だけで生きて来たと思っている自分がいるので、あえてお名前を出さないことにした。しかし、深く感謝していることは間違いないので、その心を最後に付け加えることにする。

【著者紹介】
山﨑收一（やまさき しゅういち）
1945年3月、大阪府豊能郡で生まれる。大阪市在住。
大阪府立大学農学部卒。
過去に出版経験なし。

装画　上島カンナ

捕獲具開発と驚くべきネズミの習性

2020年6月23日　第1刷発行

著　者　　山﨑收一
発行人　　久保田貴幸

発行元　　株式会社 幻冬舎メディアコンサルティング
　　　　　〒151-0051　東京都渋谷区千駄ヶ谷4-9-7
　　　　　電話　03-5411-6440（編集）

発売元　　株式会社 幻冬舎
　　　　　〒151-0051　東京都渋谷区千駄ヶ谷4-9-7
　　　　　電話　03-5411-6222（営業）

印刷・製本　シナジーコミュニケーションズ株式会社
装　丁　　三浦文我